心理咨询与治疗100个关键点译丛

中央财经大学应用心理专硕（MAP）专业建设成果

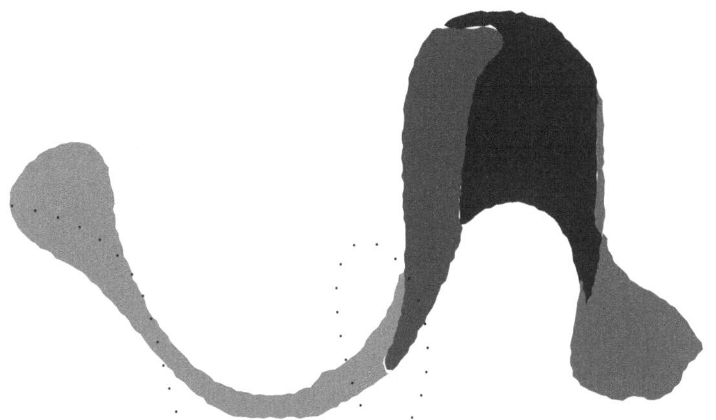

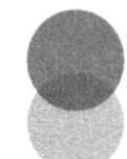

IOO KEY POINTS

Integrative Therapy:
100 Key Points and Techniques

整合疗法
100个关键点与技巧

（英）玛丽亚·吉尔伯特（Maria Gilbert）
（英）瓦尼娅·奥兰斯（Vanja Orlans） 著
马敏 余小霞 等译

全国百佳图书出版单位

化学工业出版社

·北京·

图书在版编目 (CIP) 数据

整合疗法：100 个关键点与技巧 / (英) 玛丽亚·吉尔伯特 (Maria Gilbert)，(英) 瓦尼娅·奥兰斯 (Vanja Orlans) 著；马敏，余小霞等译 .—北京：化学工业出版社，2017.7 (2025.1重印)

(心理咨询与治疗 100 个关键点译丛)

书名原文：Integrative Therapy：100 Key Points and Techniques

ISBN 978-7-122-29665-8

Ⅰ. ①整… Ⅱ. ①玛… ②瓦… ③马… ④余… Ⅲ. ①精神疗法 Ⅳ. ① R749.055

中国版本图书馆 CIP 数据核字 (2017) 第 100736 号

Integrative Therapy：100 Key Points and Techniques by Maria Gilbert and Vanja Orlans

ISBN 978-0-415-41377-0

北京市版权局著作权合同登记号：01-2017-1556

责任编辑：曾小军　赵玉欣　王新辉
责任校对：宋　玮
装帧设计：尹琳琳

出版发行：化学工业出版社
（北京市东城区青年湖南街 13 号　邮政编码 100011）
印　　装：北京建宏印刷有限公司
710mm×1000mm　1/16　印张 15　字数 203 千字
2025 年 1 月北京第 1 版第 6 次印刷

购书咨询：010-64518888
售后服务：010-64518899
网　　址：http://www.cip.com.cn
凡购买本书，如有缺损质量问题，本社销售中心负责调换。

定　　价：59.80 元　

内容简介

整合疗法是综合了身体、情感、认知、情境和行为系统的更为统一的方法，建构了一种多维度的关系框架，这个框架可以针对每一个个案进行重新建构。

《整合疗法：100 个关键点与技巧》提供了一个准确易懂的指南，使得从业者和学生以更为整合的视角形成观点和技术，从而更好地服务于来访者。

本书会讨论以下几个部分的内容：

- 心理治疗的整合方法；
- 关系中心化以及自我发展的维度；
- 整合心理治疗的过程；
- 整合疗法的技术和策略。

对于希望拓展治疗视角以及想要更了解整合疗法的执业心理咨询与治疗师或受训中的心理咨询与治疗师来说，这本书是一本必备读物。

玛丽亚·吉尔伯特（Maria Gilbert）是伦敦曼特诺伊尔学院（Metanoia Institute）整合疗法系联合系主任，整合心理治疗理学硕士（MSc）项目以及督导心理学硕士（MA/MSc）项目的负责人。

瓦尼娅·奥兰斯（Vanja Orlans）是临床心理学和心理治疗博士项目（DCpsych）负责人，该项目是曼特诺伊尔学院和米德尔塞克斯大学（Middlesex University）的联合培养项目。她也是伦敦曼特诺伊尔学院整合疗法系联合系主任。

致谢

多年来无数人为我们的个人和职业发展作出了突出的贡献，这种努力仍在继续。特别要感谢我们的家人、亲密的朋友和同事、我们的学生和被督导者。尤其要感谢我们的来访者，感谢他们与我们一同探索与世界相处的更好的方式。

序

“心理咨询与治疗 100 个关键点译丛”行将付梓，这是件可喜可贺的事情。出版社请我为这套译丛写个序，我在犹豫了片刻后欣然应允了。犹豫的原因是我虽然从事心理学的教学和研究工作多年，但对于心理咨询和治疗领域却不曾深入研究和探讨；欣然应允的原因是对于这样一套重头译丛的出版做些祝贺与宣传，实在是件令人愉快的、锦上添花的美差。

鉴于我的研究领域主要聚焦于社会心理学领域，我尽量在更高的“解释水平”上来评论这套译丛。大致浏览这套丛书，即可发现其鲜明的特点和优点。

首先，选题经典，入门必备。这套书的选题内容涵盖了各种经典的心理治疗流派，如理性情绪行为疗法、认知行为治疗、焦点解决短程治疗、家庭治疗等这些疗法都是心理咨询师和治疗师必须了解和掌握的内容。这套书为心理咨询和治疗的爱好者、学习者、从业者铺设了寻门而入的正道，描绘了破门而出的前景。

其次，体例新颖，易学易用。这套书并不是板着面孔讲授晦涩的心理治疗理论和疗法，而是把每一种心理治疗理论浓缩为 100 个知识要点和关键技术，每个要点就好似一颗珍珠，阅读一本书就如同撷取一颗颗美丽的珍珠，最后串联成美丽的知识珠串。这种独特的写作体例让阅读不再沉闷乏味，非常适合当前快节奏生活中即时学习的需求。

最后，实践智慧，值得体悟。每本书的作者不仅是心理咨询和治疗的研究者，更是卓越的从业人员，均长期从事心理治疗和督导工作。书中介绍的不仅是理论化的知识，更是作者的实践智慧，这些智慧需要每位读者用心体会和领悟，从而付诸自己的咨询和治疗实践，转化为自己的实践智慧。

一部译著的质量不仅取决于原著的品质，也取决于译者的专业功底和语言能力。丛书译者来自中央财经大学社会与心理学院、北京师范大学心理学部等单位，他们在国内外一流高校受过严格的心理学专业训练，长期从事心理学教学以及心理咨询和治疗实践，具备深厚的专业功底和语言能力；不仅如此，每位译者都秉持“细节决定成败”的严谨治学精神。能力与态度结合在一起，确保了译著的质量。

心理健康服务行业正成为继互联网后的另一个热潮，然而要进入这个行业必须经过长期的专业学习和实践，至少要从阅读经典的治疗理论书籍开始，这套译丛应时而出，是为必要。

这套译丛不仅可以作为心理咨询、心理治疗专题培训或自学的参考书，也适合高校心理学及相关专业本科生、研究生教学之用。这套译丛可以部分满足我校应用心理专业硕士（MAP）教学用书的需要。我“欣欣然”地为这套书作序，是要衷心感谢各位译者为教材建设乃至学科建设做出的重要贡献。

心理疗法名虽为“法”，实则有“道”。法是技术层面，而道是理论和理念层面。每种心理疗法背后都是关于人性的基本假设，有着深刻的哲学底蕴。我很认可赵然教授在她的“译后记”中提到的观点：对一种疗法的哲学基础和基本假设的理解决定了一个咨询师是不是真正地使用了该疗法。因此，无论是学习这些经典的心理疗法，还是研发新的疗法，都必须由道而入，由法而出，兼备道法，力求在道与法之间自由转换而游刃有余。技法的掌握相对容易，而道理的领悟则有赖于经年累月的研习和体悟。我由衷期望阅读这套译丛能成为各位读者认知自我，理解人心与人性，创造完满人生的开端。

辛自强　教授、博导、院长
中央财经大学社会与心理学院
2017 年 6 月

目录 CONTENTS

Part 1

第一部分 心理治疗之整合方法概述

Part 2

第二部分 整合疗法的回顾

Part 3

第三部分
始于婴儿期的关系的中心作用

Part 4

第四部分
自我发展的维度

Part 5

第五部分

整合心理治疗的问题表述

Part 6

第六部分
整合心理治疗的过程

Part 7

第七部分
整合心理治疗的技术和策略

143

Part 8

第八部分 伦理与专业实践

100 KEY POINTS

整合疗法：100 个关键点与技巧

Integrative Therapy:
100 Key Points & Techniques

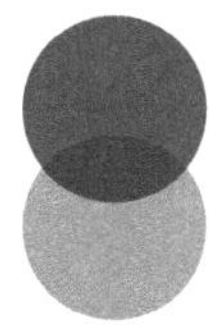

Part 1

第一部分

心理治疗之整合方法概述

1

行业现状

我们写这本书源于心理治疗受到越来越多的关注。从 2009 年开始，治疗领域的法律规范受到关注，关于心理治疗师的规范目前也在激烈讨论中。英国健康与安全部支持其所属健康专业委员会（Health Professions Council，HPC）作为规范咨询治疗行业的法定团体，同时也支持国家职业标准（National Occupational Standards，NOS）的发展以及各种治疗流派的胜任力的鉴定工作。目前，这些疗法包括认知行为疗法、家庭和系统治疗、心理动力和心理分析治疗以及人本主义治疗。NOS 指出，目前这些治疗流派的应用价值已得到认可。未来，“跨流派模式职业标准”（cross-modality NOS）旨在整合基于各流派的核心胜任力 (Skills for Health, 2008)。尽管我们尊重工作的透明化和准确性，但我们认为成功的心理治疗不仅仅是一系列胜任力的简单应用。在这本书中，我们的目标是，基于对治疗工作的反思方法，聚焦于“跨流派模式”的阐述，推进一种心理治疗的形式，这种治疗形式通过治疗师、来访者以及问题呈现的更宽泛的社会背景以情景化的方式呈现出来。我们强调这种心理治疗形式是基于过程的，并阐述如何在实践中运用。

目前英国发表了《*The Depression Report*》(Layard et al., 2007)，该报告指出抑郁的经济内涵并且认为这种形势可以通过短期的认知行为治疗干预来缓解，这相当于是支持一种特殊的治疗模式，认为其优于其他治疗模式。尽管这种简明治疗反馈是形成整合范式框架的一部分来源，但我们不支持这种还原主义，即针对所有问题只使用同一种形式的治疗模式。当然，也不仅仅是我们持有这种观点。达里恩·里德 (Darien Leader) 对这种发展模式进行了中肯的分析，他认为这是寻求“快速修复灵魂”的表现，也体现出人类心理的市场驱动观点（Leader，2008）。克雷格・纽恩斯(Craig Newnes)也对这份报告提出疑问，他关注让人们重返工作的问题，他指出：

> 这份《*The Depression Report*》并不是让人们有所好转、更换工作、自我实现或其他，而是强调让人们回到工作岗位并远离福利。一些经历过疯狂人生转折阶段和极度异常的人们，会被安排一份工作并接受早已过时的治疗服务。在莱亚德(Layard)的美丽新世界中治疗师们变成了资产阶级的手臂，这比以前更为形象。实际上，是国家支付这部分费用以确保人们的从属地位，而不是给予人们对当代社会的危险状态进行集体申诉的权力。
>
> （Newnes，2007：227）

从这些争论中，我们能看出这些严肃的问题根植于我们的社会，且在经济和法律机制内已有所呈现。同时我们也意识到全球化经济和环境方面的挑战带来的影响。

在这样的政治和社会变革时代，人们趋于流派化而远离整合项目，这至少在各流派胜任力和国家职业标准认定的发展中都有所体现。同时，我们也发现在其他文献和治疗实践中，不同的心理治疗流派都开始出现整合的趋势。科林・费尔特姆(Colin Feltham)对此作出回应：“各种实践情境中都需要基于职业经验、临床智慧和对来访者回应的整合性治疗。”人们逐渐开始认同人类是涉及自我经验和社会互动的多方面的综合体的看法。同时，在理解心理困扰的过程中，人们也认识到个体的关系需要与个体心理的局限性，以及思考和处理困扰的多种方式(e.g.Greenberg & Mitchell，1983；Yelland & Midence，2007；Willock，2007)。马丁・塞利格曼（Martin Seligman）等发表了对于还原主义的批判，提倡一种更宽泛的基于现象的心理治疗方法(Seligman，1995)。

但是，从心理治疗的历史来看，对整合的关注已经存在了相当长的一段时间，可以追溯到弗洛伊德以及他同时代的心理学家。例如，费伦齐（Ferenczi）在1993年的一篇综述中回顾了早期关系创伤心理分析的临床方法，指出了流派主义（schoolism）的局限性。他强调了完善技术和引导来访者的必要性。他指出，“我从一位来访者那里了解到，治疗师们更愿意严格遵守特定的理论结构，而不关注被忽略的事实，这些事实会伤害治疗师的自满情绪和权威”(Ferenczi，1994：160)。这些反思直指独立建构流派的政治本质，而不是考虑对来访者来说究竟什么是最有益的。当我们回溯心理治疗历史中的不同传统和流派，我们能看到它们之间的交融。比如，认知行为疗法运动的先驱阿尔伯特·埃利斯(Albert Ellis)和阿伦·贝克(Aaron Beck）都有心理分析的背景；同样，弗里茨·皮尔斯（Fritz Perls）在人本主义传统的影响下发展了完形心理治疗（Orlans and Van Scoyoc，2009）。

2

支持整合范式的哲学、价值观和伦理

整合疗法源于 19 ~ 20 世纪大量不同流派的整合，这些不同的流派都源于早期哲学思想。在这场思潮中，我们能看到人本主义对积极心理学的挑战的起源，这些挑战被康德、黑格尔以及 19 世纪现象和存在主义流派学者们借由哲学发展得到支持。康德 (Kant，1974 ~ 1804) 关注对客体的认知和客体之间的关系，他认为客体是不可知的实体，因此我们对客体的认知只存在于我们看到它们的时候，是一种现象。这种观念聚焦于可被感知的现实的本质，以及感知者的本质和角色，后者对于心理治疗有着重要的意义。因此，在心理治疗领域，基于任何一种理论视角的潜在“真相”都是不存在的。这些早期的人本主义观点为与心理治疗实践直接相关的进一步思考奠定了基础，同时，这些观点也在现象流派的发展过程中被反复强调。在心理治疗领域，观察者和被观察者共同创造（co-creation），这种观点对后来的理论和实践有重要的指导意义，它是现象学流派的核心思想，也是形成整合模式中所有关系共同创造的基础，是图形和背景论中两者不可分割的本质。

整合心理治疗，作为人本主义传统的从业者训练途径，以“没有真相”的哲学立场为基础。准确认识这种观点需要反思的能力，需要保持对不确定性的兴趣以及不同的立场，需要愿意并能够阐述不同治疗理念的哲学基础，并由此找到一条清晰的路径，创造一种连贯的整合的形式。在这个过程中，我们不鼓励折衷主义（eclecticism）和零散的技术。我们赞成进行研究的策略而不是某些“观点”。我们强调，在理解和管理现有问题时，临床判断以及治疗师和来访者的互动非常重要。治疗师需要从人本的视角出发，在关系框架下，从一个连贯的有条理的反思性的哲学和理论视角来考虑问题。这个观点需要从很多方面与来访者达成合作，这些方面包括来访者的需求、治疗的可能性以及对于治疗结果达成一致，同时也包括对治疗师的意识和潜意识状态进行严谨分析。这种治疗视角需要持续的批判性分析、对现有观点和理论的细致比较，以及将现有过程转化为一系列连贯的临床技巧与相关过程。这样的“元视角”，无论是对于培训师和学生，还是对于资深实践者都是非常重要的。这样的元视角确保了对新兴理论和实践的持续评估，在发展性职业情境下进行“整合”，对研究结果进行持续的批判性评估。（评估内容包括提供服务的潜在恰当性和优越性）。

3

对整合疗法的质疑

尽管我们意在支持治疗实践中整合框架的发展，但我们也同时考虑关于整合疗法的一系列争议，包括以下几点。

- 整合被认为过于肤浅，没有触及到概念化或治疗的本质。
- 整合涉及了方方面面，但由于缺乏诊断力而并不是很有效果。
- 整合过于夸大，它宣称可以治疗任何人的任何问题，事实上它有局限性。
- 整合取向的治疗师缺乏深入聚焦于纯粹心理治疗过程的知识，这些知识来源于各个流派方法的融合；他们陷入各种选择而无法聚焦。

我们赞同这些批判有一定的道理，尤其是针对特定的案例和特定的临床治疗师，以及缺乏基础心理治疗理论的整合培训。有一些方面非常重要，比如严格的训练过程、深入理解概念、运用技术的扎实基础并反思不同流派间的关系和冲突。综上，所有的治疗师，包括整合流派的治疗师，能够认识到自己在不同发展阶段的局限性而不去肆意夸大就显得非常重要。我们明白，在整合疗法培训的最初，对于问题或针对来访者的干预方法，学员会面临一种挑战，即没有“真正的”或“固定的”的答案。由于没有既定的干预方式，也没有相应的手册可供参考，所以学生们需要最初就学会从元水平将问题概念化并评估不同的干预选择。这是一个颇具挑战的过程，需要复杂反思能力的发展。

关于整合疗法，文献中阐述了两种挑战 (Eubanks-Carter et al.，2005)。我们相信在实践、理论和研究中更需要对共同因子（common factors）和变化过程原理进行关注。而且我们也看到缩小实践和研究之间距离的必要性，通过进行与临床实践有关的研究，让研究对临床治疗师更有帮助。但是，我们也同样想强调受训者反思性自我（reflexive self）的发展，由培训设置带来的让治疗师反思能力逐步发展的效果，在富有胜任力的督导的支持下开展治疗工作的效果，以及在个体心理治疗体验中敏感性和洞察力的发展。

4

整合心理治疗的胜任力

在这里我们要强调，研究表明，对心理治疗领域的核心概念打下很好的基础，这对心理治疗师非常重要。同时，治疗经验的积累和反思以及督导过程中个人治疗经验和反思的联结也非常重要。基于临床文献、相关研究和源于对相关胜任力的鉴定资料，以及我们作为心理治疗师教练的经验，我们提出整合心理治疗师需要拥有一系列重要的胜任力，这些胜任力会形成思考和实践的有力基础。总之，一位合格和有经验的整合心理治疗师需要具备以下能力。

- 进行恰当的心理评估的能力，这种能力基于良好的人际关系能力和自我管理、对心理健康的理解以及对“谨慎责任”(duty of care) 概念的理解。
- 保持恰当的界限，熟知保密范围的能力。
- 建立、发展和保持有效治疗联盟（therapeutic alliance）的能力。
- 确保理解心理病理和诊断体系。
- 在人生发展和相关理论的背景下，对治疗计划、目标和相关的改变过程有明确的概念化。
- 展现出有与来访者就治疗目标、活动和结果进行沟通的能力。
- 从交换的多层次水平来理解关系动力，包括对动力的评估和管理。
- 展现出有关于人生发展理论的知识。

- 合理整合心理治疗不同流派的理论和胜任力以及拥有跨学科视角的能力。
- 有关注和运用直接（外显）的和含蓄（内隐）的交流方式的能力。
- 理解在治疗过程中可能有帮助的创造性和艺术性方式，这些方式是具身的或是使用语言和隐喻来传达。
- 具备对协调／不协调（attunement/misattunements）的敏感性，并能将其运用于治疗中。
- 拥有从多角度理解自我的能力。
- 理解治疗交换（therapeutic exchange）是一种共同创造的过程。
- 对治疗师的自我进行有效的、创造性运用。
- 应对来访者复杂需求的能力。
- 合理考虑心理社会、文化和情境因素，处理不同或相关的动力问题时避免歧视。
- 促进来访者的自我理解并提升来访者对于导向改变的多种选择的觉察。
- 按照治疗阶段、内容和来访者反馈对治疗和干预的恰当性进行反思的能力。
- 恰当的风险评估并重视安全性。
- 关注道德和职业问题并在工作中合理运用。
- 寻求恰当的专业支持，以促进思考和实践的进一步发展。
- 督导和评估治疗实践的能力，能够评估治疗服务的质量和改进程度。
- 在治疗进程中结束治疗的能力。

这些胜任力是源于研究和临床经验的广泛知识以及各个治疗流派的治疗师都需要的一般性技术。

5

整合疗法的框架

我们治疗方法的核心是关注基于良好治疗关系的治愈效果，这种治愈效果已被实效研究（outcome research）所证明(e.g. Wampold,2001)，同时与密切关注来访者长处和偏好等因素的重要性相关(e.g. Hubble et al., 1999)。在各种心理治疗模型中这样的共情协调（empathic attunement）都是最重要的。过去几年我们已经从关系的视角发展了整合的框架。该框架在于探索自我与自我的关系（心理内部的和基于躯体的视角）；基于内隐和外显的交换水平中的自我和他人的关系（人际间和主体间）；自我和情境的关系，这包括过去和现在的心理社会、文化和政治领域的各种情境；以及作为精神实体（超个人领域）的自我。我们的情境概念化也源于勒温的场理论观点(Lewin，1997)以及后现代中所强调的"在任何分析中都不可能排除情境的因素"(e.g. Bayer & Shotter，1998)。总之，整合心理治疗关注共情协调和相关的关系交换、共同创造性的认可，理解内隐的关系交换以及人们互动情境的重要性。

这种治疗视角需要持续的批判性分析、对于想法和理论的仔细比较，以及将此过程转化为一系列的临床技巧。治疗计划和干预需要基于可运用于实践的一致框架以及治疗师和患者合作形成的关系空间，并伴随对个体差异的敏感性。受训者和学生以及资深实践者都需要持有这样的元视角。这样的元视角确保了对新理论和实践的持续评估、承诺对基于发展的职业情境进行整合，对研究结果（关于治疗服务的潜在适当性和优秀性）进行批判性评估。

整合心理疗法的实践包括对道德关系的有意运用，它基于治疗联盟，服务于来访者的治疗目标。它同时适用于个体或团体来访者。考虑到有意运用关系及心理治疗师自我（与治疗结果密切相关）的重要性，我们强调自我反思实践、自我理解、人际关系交融，以及在保持有效治疗联盟的过程中对一致、不一致和修复的敏感性。通过共同创造和维护概念化和安全的治疗联盟，治疗师和来访者能够集中于复杂内在的、人际的和情境的问题。当我们在培训学员时涵盖三大心理治疗流派的一系列治疗方法，我们强调学生要在自己的实践中完成最终整合。关于合适的培训课程的开发，以及这本书所阐述的观点，我们是有特定选择的，意在传达与临床治疗师密切相关的重要问题。但是，我们并不想呈现一个死板的框架，也不是提出另外一个“流派”，我们意在表达我们认为重要的观点和原则，并邀请读者更进一步追求自己感兴趣的方面。

需要指出的是，我们不支持在临床工作和相关概念化过程中使用折衷主义流派的理论。尽管现在有大量基于临床工作的整合治疗的文献，而且不同的理论和实践取向越来越相似，我们仍然意识到每一个实践者都需要发展与自己的背景和来访者群体相关的自己的哲学和独特实践方式。这是与我们的哲学相一致的，我们强调在临床工作和研究中基于现象的反思和整合。尽管在治疗过程中我们建议以一种整合的方式推进治疗，但这不意味着仅有一种路径可以实现这种方式，如果是这样，则与我们的哲学相违背。

100 KEY POINTS

整合疗法：100 个关键点与技巧

Integrative Therapy:
100 Key Points & Techniques

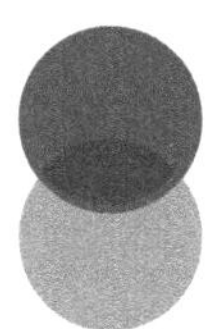

Part 2

第二部分

整合疗法的回顾

6

整合疗法的历史

心理学中三大流派的发展，从互相独立到互相对立，再到有所联结，这被认为是最初的整合运动。对整合的研究源于心理治疗过程中所感受到的三大流派的不足之处。精神分析流派被认为治疗时间过长且缺乏对特定行为改变的关注。评论家认为，在分析过程中来访者可能吸纳了多种观点，但是仍然在重复旧的有害的行为模式。行为疗法，尽管会集中于特定行为的改变，但仅获得症状改善而不处理深层潜在的人格结构问题，这常常会导致“症状替代”（symptom substitution）的产生，来访者用一种症状替代另一种症状，而没有触碰到潜在的冲突。人本主义治疗，强调自我成长的潜能、至善功能（optimal functioning）和自我实现，被认为过于乐观，低估体验的负面效果，不重视人类的存在现实以及人类的罪恶。对于整合的关注，部分源于这些被感知到的不足以及寻求更有效的方式服务来访者的临床治疗师的需求。

基于目前对整合历史的综述，我们对古德弗瑞德（Goldfried）等研究者做一些介绍。古德弗瑞德（Goldfried，1995a) 指出，行为流派和心理分析流派的交流开始于 1932 年，当时弗伦奇（French）在美国精神治疗联合会（American Psychiatric Association）的第 88 届会议中提出挑战性问题——精神分析的压抑和行为流派的消退是否是非常相似的概念。在一篇有趣的文章中，弗伦奇指出了两者的相似性，同时指出巴普洛夫（Pavlov）条件反射的消退并不是永久性的消退，正如心理分析指出的“压抑有不同的深度” (French，1933：1169)。弗伦奇的文章标志了一个对于整合支持者来说重要的历史性时刻——我们可能在寻求基于不同视角的相似的过程，一条整合之路——即持续不断地尝试寻求一种心理治疗的共同语言来使不同流派间的对话变得方便起来(Goldfried, 1987)。

1936 年，罗森茨维格（Rosensweig）关注了三个基于各流派的共同因子，这三种因子能使治疗产生作用而不依赖于任何流派：对治疗有效的治疗师的人格；为来访者提供对于情境的另外一种观点的解释；一方面的改变会引发另一方面的变化——不同的流派关注不同的方面，但这些都会引起改变。这些对于共同因子的关注是整合流派的核心特征。在多拉德和米勒（Dollard & Miller，1950）的经典著作《*Personality and Psychotherapy*》中，作者尝试构建心理分析流派和行为流派之间的桥梁，这是整合运动的又一座里程碑。本质上来说，人们为整合理论作出的努力可以被看作是一种重新看待特定心理过程 [如退行（regression）、焦虑和压抑] 的矛盾之处，以达成一个核心过程的互补模型。二十世纪六七十年代，人们开始进一步探索心理治疗的共性，比如，弗兰克父女（Frank & Frank，1961）列举了治疗的“疗效因子”（healing factors），这些因子包括来访者的期望和被帮助的意愿，以及纠正心理治疗中自己或他人所持有的错误概念。不同流派心理治疗的支持者逐渐开始对其他流派保持开放的态度，正如瓦赫特尔（Wachtel，1977）指出的，为了对来访者更为有益，心理分析和行为治疗可以相辅相成。

整合运动日益壮大，就连一向主张特定问题需要特定治疗方式的罗斯和福纳吉（Roth & Fonagy，2005），在对心理治疗结果研究的评论中也表示支持整合，尽管他们在目前的环境下并不支持整合，但他们指出：“最终，各理论流派会趋于整合，因为它们是对于同一种现象（即心理困扰）的近似模型。”同时，他们也强调那些所谓是“借来的技术”之间的结合的重要性。

最近关于儿童发展和神经生物学研究为基本关系因子（basic relationship factors）的重要性提供了有力的证据。这些关系因子是实现心理治疗和日常生活改变的基础。斯霍勒（Schore，2003b) 认为有效的心理治疗有利于大脑右半球的原始无意识内隐过程的改变，并能促进更多复杂调控结构的重新出现。他提出“右脑的交互作用调控模型，这种调控是心理发展和心理治疗的基础过程”(Schore, 2003b: 279)。该模型并不依赖于任何一个特定流派，而支持整合路径。

7

整合的定义

第一个定义是从一种整体的视角来看待个体。这种观点认为个体是一个情感、认知、行为、肉体和精神的整合体 (Lapworth et al., 2001)。这种整体观点，不仅像中心整合原则一样对不同维度的自我进行阐释，也可能关注发展性（成长性）自我（Stern，2003；Evans & Gilbert，2005）。从这点上来讲，整合是帮助个体处理由于压抑、解离和无意识的体验或其他意识层面的否认所导致的阻抗，从而帮助个体完成自我整合并能够掌控自己的生活。第二个定义是指各种心理疗法的理论和（或）概念和（或）技术的整合。从本质上来讲，这是一种理论和技术层面的整合，将该领域的不同取向凝练为一个整合模型。我们将在本部分接下来的内容中更详细地讨论一些现在提及的整合的不同变化形式。但是，我们认为这种理论和技术层面的整合是整合心理治疗师发展的必要过程。

整合的第三个定义强调个人和职业的整合，这对于整合心理治疗师的发展非常重要。在学习和提升治疗师整合实践的过程中，整合治疗师面临着个人和职业的双重挑战，治疗师需要完成这种挑战以让个体对存在于世界的“她”感到舒适。从本质上来讲，理解这个过程有另外一种方式。成长中的心理治疗师面临着整合或觉察到“虚假自体”（false self）和“真实自体”（true self）这样的两极自我 (Winnicott, 1950s, in Winnicott et al., 1989a)，所以在面对来访者时，治疗师是整合的，并不存在“分裂自体”(split sense of self)。这种整合需要个体意识到她的“投射我”(her own shadow）的存在 (Jung, 1968)，这样她才不会下意识地将这部分的自我投射在来访者身上。一旦这种个体整合逐步形成，成长中的治疗师才能以存在于当下的有帮助的方式来回应来访者、同事以及密友。

第四个定义是指研究和实践的整合。由于我们把临床治疗师看作其持续实践过程的研究者，我们鼓励治疗师们在发展个人治疗风格的过程中秉持研究的心态。这是一个双路径过程：治疗师学习新近的研究，将他们的发现整合到自己的框架或图式中并应用于临床实践；同时，他“观察”自己的实践过程，尤其关注那些可以促进改变过程的因素，并将这些观察整合到他的实践模型和研究中。这种发展和完善反思实践的过程是我们教学思想的核心。

8

理论整合：元理论模型

通常意义上，理论整合是将两个或多个心理治疗模型整合为一个新的更有效的模型。所谓的元理论模型意在提供一个关于理论的理论，一个能够代表多种心理治疗方法的包罗万象的模型。尽管建构元理论模型很有挑战性，但已经有学者开始在元理论水平建构模型，而且的确存在一些这样的模型。其中，这些模型包括：威尔伯（Wilber，1996）的模型，该模型阐述了整个生命周期的心灵发展过程；克拉克森（Clarkson，1990）的五种关系模型，整合了三种主要的心理治疗流派并建构了围绕关系的框架；克拉克森和拉普沃思（Clarkson & Lapworth，1992）的七水平模型，描述了关于心理治疗中临床选择的七个层次的体验；埃文斯和吉尔伯特（Evans & Gilbert，2005）的发展关系模型，则包含了过程中自我的不同维度的概述。这些模型的共同点是期望能够建构一个关于理论的理论——一个能够贯穿不同心理治疗方法的元模型，从而整合或包含相违背理论中的多种矛盾之处。元模型与折衷方法的不同之处在于元模型期望理论的一致性，以及理论框架的发展要足够灵活以适应不同来访者和情境的需求。

9

整合疗法的实效研究

对于心理治疗有效性的研究已超过 75 年。最初的发现表明心理治疗是有效的，“共同因子”在改变过程中比任何流派的特定技术和策略都更为重要。早在 1936 年，罗森茨维格（Rosenzweig）首次提到贯穿不同心理治疗方法的“内隐共同因子”，包括：治疗师的人格；引导来访者从不同的角度看待问题；强调尽管不同流派的关注点不同，但都会以它们特殊的方式达成改变。1975 年，勒伯斯基（Luborsky）等人进行了一项元分析研究，包括了 1949 ~ 1974 年间的 100 多项研究，意在证明在特定的情况下，一种治疗方法要优越于另外一种方法。经过仔细的分析，他们发现各个流派在特定情况下的治疗效果并没有显著差异，并且那些运用不同治疗方法的治疗师对于治疗更有效果。他们认为“我们可以达成‘渡渡鸟效应”（Dodo bird verdict）——即每个人都是赢家，都应得到奖励” (Luborsky et al.，1975：1003)。史密斯和格拉斯（Smith & Glass，1977）在进一步的元分析研究中证实了这种“渡渡鸟效应”，他们指出尽管大量研究都是在尝试证明不同方法间的差异，但事实证明所有的治疗方法，当被适当使用的时候，都有着相似的效果。尽管有这样的发现，研究者还是继续努力寻找治疗方法间的不同效果。

姆波尔德等运用元分析方法对实效研究做了进一步的总结。他们的研究支持早期的一些结论：“总之，结果与渡渡鸟猜测完全一致” (Wampold et al.，1997：210)。尽管 1975 ~ 2000 年之间的研究所使用的研究方法越来越复杂，但结果仍然支持基于整合取向的共同因子假设。姆波尔德 (Wampold，2001) 提出支持心理治疗的情境模型，这种模型在不同的复杂程度上对影响治疗过程的大量因子都很敏感。

斯泰尔斯等人在英国初级保健领域开展了认知行为疗法、以人为中心疗法和心理动力疗法的比较研究，结果显示在常规操作方面，这些疗法并无差异（Stiles et al., 2008）。这些研究者非常清楚，“渡渡鸟效应”在长达 70 年间都得到了证实。

博哈特（Bohart，2000:129）认为对于“渡渡鸟效应”的反对来源于它对特定理论的威胁：“如果不存在这么强烈的威胁……那么很久之前它就会作为心理学的一个重要发现被广泛接受。继而它会不断发展起来而不是一直备受争议。那些数据表明我们要改变我们看待治疗的方式，但是该领域仍然坚持这种陈旧的以技术为导向的范式。”另外，对于反对共同因子有益于过程改变的研究可能是源于竞争以及对自我立场的辩护——“如果一些观点并不是我们偏爱的群体所持观点的一部分，我们不愿意承认其价值” (Goldfried，1980：996)。

目前，这个挑战在两个相关领域的研究中得到阐述：儿童发展领域以及关系和依恋的神经生物学领域，这两部分都体现了与心理治疗过程相关的原则。这种对关系的重视在临床领域早已出现并贯穿于多种治疗方法。斯霍勒完整阐述了这些观点，他不认为治疗联盟是“干预方式或技术”，而是一种媒介，这种媒介可以营造利于成长的环境，这种环境支持新的调节机制的发展 (Schore，2003b)。在接下来的十年，值得期待的是，这项开拓性的研究是否会融入心理治疗的一般领域，以及是否会成为各种治疗方法的桥梁。我们想表达的是，目前对于更广泛的横跨不同治疗流派的关注逐渐出现，它强调治疗工作中的关系，关注在改变过程中治疗关系的中心化。

10

整合的基础：共同因子

1930 年，罗森茨维格提出心理治疗内隐共同因子，当时这些因子由于不是源自于一个正式模型而不被认可，而如今这些能够提高治疗有效性的共同因子受到越来越多的关注。哈勃等人（Hubble et al.，1999）在探讨共同因子时，提到了一些中介变量，包括照料、共情（empathy）、热情、接纳、互相肯定以及鼓励冒险和获得掌控感。当今儿童发展及神经生物学研究支持这些关系变量，认为它们对于心理治疗的实践有重要意义。关于对整合共同因子方法的批判，主要认为如果我们将这些治疗实践“还原”为共同特征，这会丧失各个流派内在概念的丰富性和技术的多样性。他们也认为共同语言会破坏丰富性和复杂性。但是菲德勒（Fiedler）在 1950 年的研究表明，与同一流派的新手和专家的共同点相比较，来自于不同流派的有经验的临床心理学家有着更多的共同点。并非只有诺克罗斯（Norcross，2002）认为我们不应该过分强调特定的技巧和来访者特定的问题表现，这样会导致在轴 I 诊断中无法表现出治疗师的特点和方式。相反，诺克罗斯认为要关注治疗师本人、治疗关系和来访者的个性，同时指出关于整合的研究非常有必要，这包括治疗关系、改变过程和特定技术的整合。他也同时强调要更加明确治疗过程的本质是一个合作和互相影响的过程。

11

过程改变中最重要的共同因子——来访者

大多数关于心理治疗有效性的研究都在关注治疗师可以为来访者带来什么。即使在早期以人为中心方法的研究中也认为治疗师具备的大量“核心条件”是促进改变最重要的因子(Rogers，1951)。托尔曼和博哈特（Tallman & Bohart，2005）对于很多研究及治疗的临床讨论中治疗师的“英雄”角色提出质疑，提出来访者才是治疗过程中的“英雄”。他们认为来访者的自愈能力以及创造性利用现有资源的能力带来了有效的改变，是心理治疗中最有效的共同因子。哈勃等也支持这种观点：“我们认为渡渡鸟效应存在是由于来访者利用可用资源的能力胜过存在于技术和方法中的任何差异”(Hubble et al.，1999：95)。他们支持心理治疗的实效研究——关注“改变事宜”（the business of change），即阐述促进来访者改变的因子，而不是关注“治疗事宜”(Miller et al.，2005：85)。治疗师需要明白，现有的治疗关系对来访者来说是否非常契合，如果不契合，治疗师需要尽早调整他们的方案以获得最大可能的成功。“治疗促进了来访者生活方面的自发性修复，治疗师是作为支持系统和资源的提供者”(Hubble et al.，1999：91)。

米勒等（Miller et al.，2005）主张一种更具协作性的治疗方法，在这种方法中，来访者对于治疗过程的观点会得到重视并被考虑。他们的观点涉及改变过程中来访者理论的核心方面，涉及来访者针对问题的非正式理论，以及来访者对特定方法和特定治疗师的可靠性的信念。他们“改变的核心”项目包括两个简短的针对治疗师的反馈量表以及系统评估治疗过程中来访者对治疗关系的体验。邓肯等(Duncan et al.，2004）在研究中提到来访者和其他治疗因子所占的比例，并指出阿赛和兰伯特（Asay & Lambert，1999）认为占40%，姆波尔德（Wampold 2001）认为占87%。这为治疗师需要更关注来访者提供了有力证据，并建议我们花更少的时间去争论理论、模型和技术。对于来访者（重要的共同因子）的关注，会带来一些认识上的改变——心理治疗是一个共同创造的过程，同时强调来访者和治疗师的贡献以及对治疗情境的敏感性。

在心理咨询与治疗领域目前的研究成果中，米克·库珀（Mick Cooper,2008:158）指出："既然大量研究表明，关系、治疗师，尤其是来访者，都是心理治疗效果的重要影响因子，那么就没有必要将未来所有的研究仅仅集中在特定流派的研究水平上。"他建议研究："什么样的关系/治疗师/来访者因子对抑郁/焦虑/物质滥用等来访者最有帮助或没有任何帮助？"同时，他还建议识别因果关系，比如，"哪种程度的共情或来访者卷入对积极的结果更有帮助"(Cooper，2008：158)。我们认为这种观点会引导对共同创造关系因子特殊性的评估，这种因子会促进特定来访者的改变。

12

技术上的折衷主义

折衷主义关注这样一个问题："在治疗中什么会真正起作用？"这会让我们联想到保罗(Paul，1967:111)提出的一个著名问题："考虑到所有的复杂性，所有的结果研究应该最终指向以下问题，即针对特定的问题，什么疗法和什么样的治疗师对个案治愈最有效果？"折衷主义关注治疗干预过程中的实际选择，在一个特定情境中什么最为有效，但很少会关注理论层面的整合。 技术折衷可能会用到各个流派的方法，但它不会尝试去解决各个流派之间的不一致。折衷方法各有不同，从随机的、任意的和与众不同的选择，到系统的、被经验所验证的模型。折衷的方法不类似于任何一个特定的人格或心理病理理论，它建立在实证的必然性基础上。

折衷主义的代表人物是阿诺德·拉扎勒斯（Arnold Lazarus），他称自己为折衷主义者。他建构了一个系统的模型［多态模型（multi-modal model）］进行评估和治疗，这个模型关注来访者表现出的不同模式。他的治疗方法建立在详细评估来访者问题的基础上，然后进行各个流派相关技术的选择，用系统的方法阐释来访者的问题。拉扎勒斯不关注元理论的整合。他使用包含认知行为技术、完形治疗空椅技术、意象和想象等一系列技术。第 4 个关键点提到的米勒等人的结果导向的临床工作也可以看作技术折衷主义，因为他关注结果而不是一种特定的理论模型。对于来访者反馈的认真关注会很好地促进治疗师的治疗过程。

折衷主义的批判者指出，这种"拿来"的技术与治疗师风格的其他方面可能不相符，如果只是临时使用而不进行风险管理，会对来访者造成伤害。如果没有足够的支持和对来访者潜在影响的把握，这种引发退行的技术很可能会导致这样的结果。

拉扎勒斯的系统疗法意在阐明，如果认真完成评估过程及治疗干预的相关过程，使用其他流派的技术是不存在风险的。我们认为整合流派的治疗师也应当考虑运用基于技术的特定干预，这种干预也应当基于一种更为广泛的哲学方法的基础上，这种哲学方法包含了完整的理论框架，阐明了治疗过程中基于关系中心因子的干预和实践。如果在治疗过程中没有经过仔细斟酌而随意使用其他技术会导致治疗联盟的关系破裂。

13

同化性整合

梅瑟在1992年（Messer，2001）用了同化性整合(assimilative integration）这个概念来描述将其他方法或流派的新技术和想法同化到自己原创性工作方法中的过程，这似乎是大多数心理治疗师成长过程中不可避免的一部分。同化背后的原理是假设当个体主要的理论框架接受新的技术和概念时，这些技术和概念的意义会与主体框架相互作用、相互影响，从而形成一种新的技术或概念。同化性整合的目的是保持原有理论的同时融入能够丰富治疗师原有方法的经验和理论概念，该过程很好地整合了理论与临床实践。

这样做的风险在于一些原有方法在逐渐同化的过程中丧失了主导地位。我们要仔细留意同化发生时的理论契合性和内在一致性。如果不考虑同化性整合，原有框架很可能被新的技术或概念修正，“这些模型可能成为一种由纯粹的理论与折衷的实践形成的不协调的混合”(Wolfe，2001)。但是，我们相信大多数临床治疗师一直在体验同化性整合，尤其是在他们接触到新内容时。这些内容可能是在职业发展和参加会议的过程中获得的，也可能是通过阅读相关研究及临床领域的前沿文献获得的，或者通过参加新的治疗方法的工作坊获得的，或通过来访者的反馈获得的。所有的这些促进了相关的体验、最终的发展以及想法和实践的改变。对于很多人而言，当我们发展和回应来访者的需求时，整合是必经之路。事实上，正是通过同化，基于运用之前的方法没有得到治愈的特定来访者群体的需求，那些新的心理治疗形式才会逐渐出现。自体心理学（self psychology）的产生就是分析领域的一个例证，强调通过对来访者体验的共情回应来收集资料进而处理自恋。“科胡特（Kohut）通过将共情融入自己的方法，来反对经典精神分析中通过解释来形成观点的首要性”(Lee & Martin, 1991: 114)。

14

两种方法的互补

互补性是用来描述为了更好地服务来访者，将两种或多种方法 (Goldfried，1995b) 结合为一个整合模型的概念。互补性是建立在心理治疗各个流派均有独特贡献的假设之上，不少于两种的相异而独特的方法会形成更好的方法。最终的方法结合了两种方法的优点，弥补了各自的不足。由此，治疗师和来访者可以从这两种方法的优点中获益。例如，瓦赫特尔 (Wachtel，1977) 整合了精神分析和行为疗法，还需重点提到的是 20 世纪 50 年代，多拉德和米勒整合了精神分析和学习理论 (Wampold，2001)。互补的另外一些例子包括认知行为疗法（CBT）、认知分析疗法（CAT）和辩证行为疗法（dialectic behaviour therapy，DBT）。CBT 源于研究者意识到外显的行为改变可以通过来访者内在信念体系的改变来强化。CAT(Ryle，1990) 结合了理解来访者内在过程的精神分析概念和凯利（Kelly）所阐述的认知过程的个体建构理论（personal construct theory）。DBT (Linehan，1993) 将禅宗的接纳和正念原则与明显的行为改变结合起来。

肖顿鲍尔等人（Schottenbauer et al.，2005）描述了“连续”和“并列”两种相关形式的整合，这在某种程度上也是互补。“连续整合”是指两种类型的心理治疗分别在治疗的不同阶段针对特定的问题进行治疗。“并列整合”是指针对治疗的同一方面，在一周之内，在不同的治疗阶段或在同一次治疗中采用两种或两种以上的治疗方法。这些类型的整合保持了各种方法的特异性，但在治疗中将它们结合起来。眼动脱敏与再加工治疗（EMDR）、能量疗法 (Mollon，2005) 或催眠会依照上述整合方式在治疗中使用，同时结合心理动力（psychodynamic）和关系疗法（relational therapy）。很多这种互补治疗已经不仅仅能够治疗特殊群体的来访者，或问题的特殊情境或类型。它们被认为是一种创造性的成果，从看似相悖的治疗方法中整合出的一种将各个治疗方法优势最大化的新整合模型中最大获益。

15

情感神经科学与整合

当今科技为脑科学的发展和早期情感体验重要性的凸显作出了突出贡献。神经影像和计算机断层扫描术（CCT）、磁共振成像(MRI，fMRI)和单光子发射计算机断层成像术(SPECT)、正电子发射断层成像术（PET）等脑扫描技术能够帮助研究者精确定位大脑的不同发展位点以及在一系列实验情境中的脑区活动。动物研究也与此相关，用以探索人类存在的原始生存本能(e.g. LeDoux，1998；Panksepp，1998)。情感神经科学结合使用了这些新技术，整合了大脑及神经功能的研究成果、发展心理学的成果、学习理论的最新进展、基于初级脑情绪处理体验的无意识领域以及内隐记忆过程的观点，这些共同表明，关注人类关系功能的需求并不仅仅存在于某一种理论或流派中。

大量学者已经为强烈反对单一理论视角作出了突出的贡献。一些学者为我们提供了关于发展和人类机能的跨学科视角。比如，贾亚克·潘克塞普(Jaak Panksepp，1998)强调基本情绪状态的出现是其他意识形式的“精神枷锁”中很重要的一部分。安东尼奥·达马西奥（Antonia Damasio，2000)强调情绪的调节和演化本质,情绪之上才是学习和文化。斯霍勒注意到现今科学发展领域的跨学科特质，提到要整合发展的神经科学、心理学、生物学、化学和精神分析来支持这样一种观点——照料者和婴儿的情绪交流促成了人类的社会情绪发展(Schore，1994)。他的其他一些论著和研究报告也支持了这样一种观点(Schore，2003a & 2003b)。另外，创伤领域的研究也表明了记忆在我们应对创伤体验时的重要作用。在创伤情境下，外显的基于意识、认知和言语的陈述记忆被压抑了，而基于潜意识的、情绪的、躯体的、非言语的内隐的非陈述记忆被激活了(e.g. Rothschild，2000)。这些普通而重要的过程不属于任何一个心理治疗流派，这就需要一个整合的视角来帮助我们理解人类复杂的过程。

100 KEY POINTS

整合疗法：100 个关键点与技巧

Integrative Therapy:
100 Key Points & Techniques

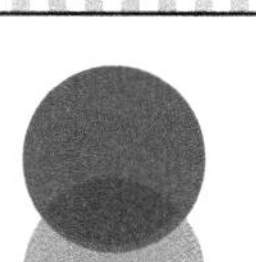

Part 3

第三部分

始于婴儿期的关系的中心作用

16

情感在发展过程中的首要地位

在这一部分，我们将介绍一些整合疗法的重要观点。首先，我们聚焦于提供了强有力的整合视角的神经科学的发展。这种整合包含人类发展的各个方面，并强调人类在生理、心理和社会关系交换方面的整合。接下来，将关注为整合方法作出重要贡献的学者，他们认为人体机能具有整体性，并将这一观点不断发展。情感神经科学作为一个极具专业性的科学领域，让我们更加准确地了解到情感在人类发展轨迹中的重要作用。但是，对情感的关注并不是近期才开始的，几个世纪以来对于情感的作用一直充满争议。虽然，笛卡尔因为对认知的关注而被熟知，比如他的名言“我思故我在”，但是他在《*The Passions of the Soul*》一书中表现出对情感体验的极大关注。关于情感争论的一个核心问题是，认知与情感在多大程度上被认为是相分离的，以及哪一个是主导。另一个问题是，认知是否被视为理性思维。达马西奥认为“情感（affect）”是情绪（emotions）、心境（moods）和感受（feelings）的综合，并且他并没有将情绪从认知中分离出来，他认为情绪与推理能力密切相关(Damasio，1994)。该观点源于他对重度脑损伤病人的研究，这一研究证明了人体机能的整体性。

除此之外，关于情感还有一个重要的争论，即情感是否隶属于个体，或者是一种社会交换功能（Harr，1986）。在神经科学领域还有一个更深入的争论，是关于情感在大脑中的精确位点。情感（中枢）曾经被认为是位于大脑中的边缘系统，但是现在认为这一观点过于简单。虽然边缘系统对情境评价具有重要作用，但是其功能的范围很难确定。正如勒杜（LeDoux，1998）所指出的，根据其关于恐惧体验的研究，恐惧体验通常涉及大脑和身体的很多部分。其中，工作记忆是十分必要的，它有助于意识层面的情感体验的产生；大脑扫描显示，作为身体（情绪）唤醒系统的杏仁核也被激活了，杏仁核控制包括身体和大脑的一系列反应回路。行为倾向也与一部分情感表达相关（Lzard & Kobak，1991）。

从发展的角度而言，情感神经科学的研究建立了一种联系，即将婴儿大脑发育与婴儿和主要照料者的情感交换质量联系起来（Siegel，1999）。关于依恋的研究表明，婴儿期依恋关系的模式或结构与情绪调节、社会联结、自传体记忆（autobiographical memory）的获得以及自我反思和叙述能力的发展的典型过程有关（Main，1995，1996）。哈特（Hart，2008）还关注了镜像在情感发展中的作用：

> 在婴儿早期，婴儿模仿情感刺激，并且从出生开始，唤醒调节（arousal regulation）就与社会互动相关联，这种社会互动可能让婴儿感到愉悦或不舒服。婴儿通过面部表情、动作和声音，向照顾者进行情感表达。似乎在神经系统中具有一个与模仿行为相对应的先天结构。

随着“镜像神经元”的发现，这些观点也获得了支持。通过对他人的观察，镜像神经元的活动得到激活 (Gallese & Goldman，1998；Gallese，2001)。

17

早期经验及大脑的发育

从孕育开始，婴儿时期大脑的突触活动迅速增加，并且任意发展，产生了多于实际需要的神经元。在与环境的交互作用中，通过“修剪”(pruning) 过程突触活动逐渐发展为结构化的模式。刚出生时婴儿大脑约重400克，12个月后达到约1000克。这一早期阶段对大脑通路的发育和情感功能的早期发展有着重要的作用。大脑右半球最先发育，并在出生后一年半内得到迅猛发展。婴儿的情绪经验通过声音、画面和图像得以发展，它们组成了婴儿早期大部分学习经验，并且不均匀地储存在右脑中。另外，在出生的前三年右脑都发挥着主导作用。右脑主要具有维持生存，让有机体能够主动和被动应对压力等重要功能。它负责皮质醇的产生，以及免疫、神经内分泌和心血管功能。这些早期发展也是后期自我调控应对机制的关键（Schore，1994;Gerhardt，2004；Hart，2008）。

婴儿大脑发育的特殊方式及与这种发育相关的关键期，使得婴儿易于获得积极交流并受其对发育的影响，也易受环境的消极互动影响的伤害。阿伦·斯霍勒(Allan Schore，1994）指出，右半球前额叶情绪调控边缘系统的突触生长和分化的重要阶段始于第一年末，并且这一发展过程极大地受到婴儿与主要抚养人之间社会情感互动所产生的刺激的影响。基因确实也发挥了一定的作用，但是需要外界刺激实现其潜能（Kandel，2005）。因此，早期与环境的积极社会互动对于所产生的突触修剪类型十分重要，并遵循“要么使用，要么删除”这一基本原则。“可塑性”这一概念表明大脑对于发展和变化的开放程度。在大脑发育的早期阶段最具有“可塑性”，并对连接和通路的发展十分开放。这就引起一个依旧具有争议的问题，这些通路一旦建立是否就相对固定。但是，一项研究强调，心理治疗成功后，右眶额叶皮质发生了重要变化，这是大脑中与依恋关系（attachment）相对应的区域（Schwartz et al.，1996）。阿伦·斯霍勒（Allan Schore，2003b：202）也基于研究提出了一个积极的观点，即“神经系统中依赖经验的可塑变化能力是持续终生的”。

18

情感调控与自我发展

正如大脑左半球通过有意识的语言行为与他人交流，大脑的右半球以低意识状态与其他人交流，这些其他人的右半球已经做好准备并且能够接受这种信息。事实上，我们所看到的发生在主要照顾者与婴儿之间的互动过程，是母亲借用自己的右半球服务于婴儿正在发育的大脑并促进婴儿管理一系列情感的能力。在这样的交流过程中，婴儿的自主神经系统也被激活，有助于控制生理唤醒水平及其对情感状态的影响。西格尔（Siegel，1999）提出，我们每个人都有一个“耐受性窗口”（window of tolerance），通过它所有强度的唤醒可以在不引起过度不适和不安的情况下得到处理。这种耐受性窗口基于神经系统之交感神经和副交感神经的唤醒水平。交感神经控制心率、警觉、呼吸和出汗，而副交感神经表现为去唤醒和抑制功能。奥格登等（Ogden et al.，2006）也同意此观点，强调个体的生理和心理都会暗示其过度远离了耐受性窗口的边界。当高于耐受性时，我们可能感受到过度唤醒，导致伴随着惊恐、愤怒或恐怖的过度警觉，或者伴随着无动作的高度唤醒（“冷冻”反应）。当低于耐受性时，可能引起情绪麻木的唤醒不足，或体验到羞耻、绝望或耻辱。在相对良好的环境中，通过体验在耐受性窗口边界的刺激，以及那些不会引起上述极端创伤性情感的体验，婴儿才能够发展出成熟的自我知觉，而不那么良好的环境会给婴儿带来巨大挑战（Treverthen，1989；Tronick & Weinberg，1997；Glaser，2003）。婴儿与主要照料者互动的持续作用会影响依恋关系的性质，也会决定这段关系中婴儿的自我发展。正如西格尔（Siegel，1999：285）指出的：“互动的发生会直接影响当时的情绪体验。在依恋关系中，婴儿未来管理情绪的能力被影响，发展中的心智和大脑结构会以同样的方式被塑造。”

19

情感神经科学：潘克塞普和达马西奥的研究

贾亚克·潘克塞普(Jaak Panksepp)和安东尼奥·达马西奥(Antonio Damasio)是两位杰出的研究者和作家，他们为理解情感的发展和大脑在其中的作用作出了重要的贡献。潘克塞普（Panksepp，1998）强调基本情感状态的存在，基本情感状态是其他意识形式的“精神支架”的重要部分。在他所写的《*Affective Neuroscience:The Foundations of Human and Animal Emotions*》一书中，基于发展的跨学科视角，他细致综合地阐述了哺乳动物的情感过程。根据相关研究中的观点，他认为笛卡尔的主张“我思，故我在”可能被一种更原始的、基于所有哺乳动物的基因决定论的观点所取代，即“我感，故我在”。在这本书中，从二十世纪早期行为主义学家[如华生（Watson）和斯金纳（Skinner)]关注环境因素来理解动物和人的行为开始，潘克塞普简单回顾了心理学发展的历史。后来，行为主义取向受到了语言学家诺姆·乔姆斯基(Noam Chomsky)的强烈批判，而乔姆斯基推动了将行为学家提出的试错假设（erroneous assumption）迁移到语言学习中（Leahey，2004）。正如潘克塞普所说，行为学家没有考虑到“本能进化烙印”的重要性（Panksepp，1998：11）。在本书及他的其他出版物中，他继续以研究为基础，并细致说明了大脑的原始情感结构及其随环境产生的多层次变化，同时认识到该研究领域的复杂性，尤其是对人类大脑可塑性和灵活性的认识。

达马西奥（Damasio，2010）通过其他方式强调了情感原始性的观点，他提出生物和心理过程的三阶段：情绪状态、感受状态、意识到的感受状态。达马西奥强调情绪的调节性和进化性，情绪之上还有学习性和文化性。他提到情感完全涵盖了情绪、心境和感受以及意识范围之外的经验："有机体通过神经和心理模式所表现出的一种状态，我们这些有意识的生物称之为感受，但却没意识到它的发生。"通常，我们无法自发控制自己的情绪。情绪是由脑干深处的大脑结构所执行，这一区域通常被称为"原始脑"（primitive brain）。根据达马西奥的观点，情绪通过感受影响心理，而感受全面而持久的影响来自于自我知觉的出现。此外，情绪与有机体的生命（即躯体）有关。他注意到"背景情绪"的作用，包括平静或紧张、幸福或不安。他识别出六种基本情绪：快乐、悲伤、恐惧、愤怒、惊奇和厌恶，以及四种次级情绪或社交情绪：尴尬、嫉妒、内疚和自豪。特瓦森（Trevarthen，2001）也区分了自我管理情绪和所谓的"相关情绪"。达马西奥提出"生活管理"（life regulation）的不同水平，从基本水平的模式化反应（stereotypical response）开始，然后依次是情绪、感受和"高级推理"。直到感受状态，我们开始思考时，意识才进入。并且他假定这不是一个线性系统，而是不同水平相互作用的系统。达马西奥工作的重要贡献主要在于语言的角色，以及语言对核心意识之外领域的作用。他的关于因精神疾病引起严重语言障碍的病人的研究表明，"语言对核心意识的作用无处可寻"（Damasio，2000：108）。潘克塞普和达马西奥都以交互作用的视角看待人的机能，关注世界上关系交换的复杂性，以及和其他哺乳动物的联系。

20

社会脑：眶额叶皮质的功能

在前文中，我们已经提到了位于脑干深处的低级结构——“原始脑”对个体整体情感发展的重要作用。大脑的高级结构负责更加复杂的信息加工，包括知觉、意义形成、思维和推理。尤其是右眶额叶皮质与唤醒模式的调节以及社会和情感行为密切相关（Barbas，1995），并且与个体的自我觉知（autonoetic consciousness）能力相关，即意识到自己是一个具有过去经历的个体的能力（Schore，1994；Wheeler et al.，1997）。右眶额叶皮质与个体谈论自身经历的能力的关系，说明大脑的这个区域与成人依恋访谈（Adult Attachment Interview，AAI）中的叙述能力密切相关（Main et al.，1985），因为眶额叶皮质表现出与人际关系中情感经验的整理有特别的关系（Heller，1993；Cozolino，2002 & 2006；Hart，2008）。眶额叶皮质，作为初级和高级大脑功能的中介，以及身体状态的调控者，整合了来自内部和外部不同形式的沟通，因此十分重要。正如奥格登等（Ogden et al.，2006）所提出的：

> 作为依恋行为系统的一部分，眶额叶皮质能够整合皮质上加工的关于环境的信息（例如，一种面部表情引起的视觉和听觉刺激）和皮质下加工的关于内部内脏环境的信息，从而促使来自外界环境的信息与动机状态和情绪状态产生关联。

由于眶额叶皮质具有对情绪加工和行为倾向进行整体管理的功能，因此发生在快到2岁时的早期发展性创伤对这一脑区的损伤会非常明显（Schore，2003a）。因此，早期包括眶额叶皮质在内的右半球功能紊乱，意味着混乱型依恋风格、创伤后应激障碍和边缘性人格障碍的发展和形成。考虑到大脑这一部分在共情管理中的作用，早期剥夺可能会引起反社会人格障碍。因此，大脑的这一部分依赖于经验，并且在理想化的条件（即安全型依恋、和谐的社会环境）下，才能发展出灵活的情绪调节的适应性能力或在缺乏社会交换和支持时进行自动调节的能力。该区域的神经发展和功能也与理解他人心理的能力相关，这种能力被西格尔（Siegel，2001）称为“心灵之眼”（mindsight），并将其与其他观点相联系，例如心智化能力通过依恋经验得以发展等（Fonagy & Target，1997）。

21

依恋风格：鲍尔比及其同事的研究

在之前的关键点中，我们从神经科学的角度强调了早期依恋经验的重要性，以及这些经验对发育中儿童的影响，尤其是（但不仅仅是）二者早期的双向关系。本节将对依恋及其对整合心理疗法的影响进行阐述。

约翰·鲍尔比 (John Bowlby，1907–1990）提出了依恋理论。他于 1993 年获得了医学学位之后，继续研究成人和儿童的精神病学，并进行精神分析训练。之后他逐渐陷入了当时政治和精神分析的内部争论中。他认为精神分析过度关注于内部机能，就像梅勒妮·克莱因 (Melanie Klein) 聚焦于婴儿的幻想生活和内在损伤。鲍尔比认为采纳这种观点极大忽视了外部威胁和个体对此的反应。他也反对弗洛伊德对性的观点，他认为自我保护和性同等重要或更重要（Bowlby，1971 & 1975 & 1998）。鲍尔比对将精神分析的观点与习性学（ethology）和进化生物学的结合非常感兴趣。他对物种保护和大自然保护物种的方式有浓厚的兴趣，本质上而言，母亲与孩子的联结是物种获得保护的媒介。他认为，依赖并不是为了长大，而坚持它是人的天性的必要部分（Bowlby，1979）。1953 年鲍尔比的《*Child Care and the Growth of Love*》出版后立即成为畅销书，并被翻译成 10 种不同的语言。他的观点也获得了其他非心理治疗领域的肯定。

虽然鲍尔比的依恋理论在精神分析理论中仍有争议，而且在某些程度上会继续存有争议（Holmes，1993；Fonagy，2001），但是依恋理论提出了许多重要理念，并在神经科学的发展中得以继续研究。第一，也是最重要的，依恋理论强调从两人角度看待发展，提出一人心理学与两人心理学既有矛盾又相互影响。第二是基于弹性观点的空间理论——进一步说，越拉越强。鲍尔比所提出的重要观点是，进入“安全基地”对发展中的儿童甚至成人非常重要。第三，他强调接近喜欢的依恋者对于发展的重要作用。

鲍尔比提出了依恋模式形成的三个阶段。在生命最初的 6 个月，婴儿努力让自己适应世界，因此其重点在于识别模式的发展。6 个月到 3 岁，其重点在于依恋系统以及反馈机制的发展，用于评估对喜欢的依恋者的“足够亲密度”。从 3 岁开始，聚焦于基于内在工作模型的互惠关系的发展。内在工作模型作为一个内化的“图像”或“图式”，是用于说明在亲密关系中世界如何运行的模板。随着儿童和主要照料者相互作用的模式不断被塑造和再塑造，这些内在工作模型在出生的第一年得以发展。尽管这些模型最初被认为是灵活的，但鲍尔比提出，随着时间流逝他们变得越来越稳定。

鲍尔比的观点起初被玛丽·爱因斯沃斯（Mary Ainsworth et al., 1978）所发展，后来的追随者还包括玛丽·梅因(Mary Main)和朱迪恩·所罗门(Judith Solomon)（Main, 1995; Main & Solomon, 1986）。爱因斯沃斯与鲍尔比合作，并推动建立了一个研究项目，用于评估母 – 婴的互动本质。她建构了一套“陌生情境”程序作为激活儿童依恋系统的方法，而且通过这一研究识别了安全型、回避型和反抗 / 矛盾型依恋风格。后来梅因和所罗门增加了第四种混乱 / 迷惑型依恋（Main & Solomon, 1986, 1990）。很显然，婴儿及其主要照料者的互动具有多种可能性，经常难以清晰地归为一个固定的类别，但是这种分类为将不同的互动“风格”与实践者临床上遇到的问题联系起来提供了重要的研究依据。可以进一步通过关注成人依恋的方式来细化这些研究，梅因（Main, 1993）发现通过让成年人讲述早年家庭经历，可以将这些叙述和陌生情境研究中关于母亲与婴儿的前期研究结果相结合。这项研究编制的成人依恋访谈问卷（AAI) 用于确定成人关于依恋的心理状态，由此可以识别出四种心理状态：安全 / 自主的、疏离的、痴迷的和未解决 / 混乱的。这一研究还可以用于辨认，即通过成人依恋风格的评估来预测未出生婴儿的依恋风格（George & Main, 1996），另外还有其他广泛应用 (Steele & Steele, 2008)。

22

依恋理论的代际模式

鲍尔比意识到，儿童应对外界的方式与其父母尤其是母亲应对早期经验的方式有关。成人依恋访谈问卷的相关研究发现，母亲的依恋风格与其婴儿的依恋风格存在着明显的相关性——不安全依恋的母亲更可能有不安全依恋的孩子（Main & Goldwyn，1984）。这一观点在动物研究中也得到证实（Francis et al.，1999）。斯霍勒（Schore，2003a）用神经科学的语言描述了这种现象，他表明“依恋相关的精神病理学表现为社会、行为和生物功能的调节紊乱，这些与不成熟的前额边缘控制系统和右脑功能异常相关”。考虑到前文中所提到的大脑功能的发展和关键期对双方互动的依赖，这也就不意外了。如果婴儿所依赖的母亲无法以准确和谐的方式进行回应，并且这种情况在早期发展的关键期不断发生，那么这在很大程度上意味着婴儿未来难以对自己的孩子做出适度准确的回应（Strathearro，2007）。事实上，这些母亲通常在童年遭受了严重的伤害（Famularo et al.，1992），以至于她们应对压力的能力受损（Post et al.，1994）。福纳吉及其同事关注心理表征和反思功能的研究，也发现了这种重要的代际模式（Fonagy et al.，1991 & 1993）。由于存在这种代际模式，那么在治疗设置中运用母亲和孩子双方的关系显得非常重要。

23

婴儿观察研究：斯特恩等人的研究

斯特恩所做的工作代表了发展理论之研究方法的重要转折（Stern，1985a & 2003）。他对于不同理论之间针对早期生活的关注点的矛盾以及这些观点在治疗真实个体时晦涩的方式非常感兴趣。他也反对早期发展理论的阶段模型（e.g.Freud，Mahler），在他看来这些模型都是人为建构的，并且在某种程度上对发展持一种线性观点。斯特恩对于发展“实验方法所揭示的婴儿”与“临床建构的婴儿”之间的对话很感兴趣。因此，对婴儿的观察研究及其对临床思考的贡献需要被重点强调。研究“观察的婴儿”和“临床婴儿”的区别是斯特恩十分重要的工作。前者与在自然条件和实验条件中的直接观察有关；后者与基于记忆、移情（transterence）的再现和解释以及对不同生活故事感受的重构有关。鲍尔比主要关注于母亲和孩子这种二元关系，而斯特恩更聚焦于孩子本身，尤其是关注婴儿主观体验的梳理和明确表达。他将自己这一主题的书描述为“关于婴儿对其社会生活主观体验的理论假设”（Stern，1985b：4）。

斯特恩研究的关键创新在于，他关注标准研究方法而不是病理方法。他观察婴儿的各种行为方式，而不是之后可能会出现的问题。在这种程度上，他的方法是前瞻性的，而非回溯性的。基于大量婴儿研究，斯特恩提出一个发展模型，强调出生前几年出现的几种不同的自我意识。在第一版《*The Interpersonal World of the Infant*》一书中，斯特恩（Stern，1985b）提出 4 种自我意识：0 ~ 2 个月为萌芽自我（emergent self），2 ~ 9 个月为核心自我（core self），9 ~ 15 个月为主观自我（subjective self），约 15 个月时言语自我（verbal self）开始扩展。每一种自我意识都与斯特恩所谓的“关联域”（domain of relatedness）相联系，表明发展往往是前后关联的。在 1998 年出版的第二版书中，斯特恩添加了一个更深层的自我意识，称为叙事自我（narrative self），他认为这对未来的临床问题十分重要。

“情感协调”（affect attunement）是一个更进一步的概念，在斯特恩关于婴儿和其主要照顾者的研究中占有重要地位（Stern，1985a）。情感协调非常重要，它在 9 ~ 15 个月时出现，处于主观自我发展的时期。这是行为的新领域，此时婴儿发现自己具有与他人不同的心理状态和想法。主体间以一种特别复杂的形式，互动在此时开始变得可能，因为婴儿既具有心理状态，又可以将心理状态归因于他人，而且对这些差异做出行为反应。关于婴儿与主要照顾者的协调和不协调的研究在心理疗法中都同等重要，对这些状态的管理是治疗取得成功的重要因素。这一领域的婴儿研究与上文提到的情感神经科学的研究有着相似之处。

在婴儿研究中，越来越多的人对斯特恩的研究以及其研究揭示的心理治疗过程的方法感兴趣。特瓦森（Trevarthen，1989 & 2001）强调婴儿理性交换的内在社会属性，聚焦于婴儿早期与主体间世界互动并寻求陪伴的能力。特瓦森的研究成果和相关录像片段清晰地表现出这种能力，他提出了一个独特的观点，即母婴二元关系与成人心理健康的联系。毕比和拉赫曼（Beebe & Lachmann，2002）以及毕比等（Beebe et al.，2005）发表了对婴儿研究的综述，将这些研究与成人心理治疗相结合。雷迪（Reddy，2008）基于一些相关文献，提出了一个更加个人的观点。整体上这些方法与整合方法有关，都基于重要研究，并且都支持治疗师与来访者之间基于人本主义且聚焦发展的关系交换。

24

温尼科特和“足够好的”妈妈

唐纳德·温尼科特 (Donald Winnicott，1896–1971），作为英国客体关系学派（the British Object Relations School) 的重要代表，十分重视婴儿与环境的联系。他给我们带来了一系列重要的观点而不是一个“理论”，这让我们注意到一些与整合疗法相关的重要概念。和斯特恩一样，温尼科特强调正常状态，“病人”是一个以独特方式建构世界的人，这种方式应该被理解而不是将其病态化（Newman，1995）。她还强调有一些方面非常重要，比如“促进性环境”、游戏和创造性、真我与假我差异，以及转变现象的复杂性。通过《*The child*，*the Family*，*and the Outside World*》（1964）一书，“足够好的”妈妈这一概念被社会大众所熟悉，这让新妈妈知道她们不需要成为超人，这让她们感到放松。但是，如同他所有的临床观点一样，温尼科特对于“足够好”的观点也包含了一些有趣而复杂的方面。对婴儿“足够好的”保护包括第一层保护物，特指婴儿维持未整合状态的需要。在温尼科特看来，缺乏这种保护会使婴儿处于防御状态（Winnicott，1988）。对于完成“足够好”的目标，婴儿的应对也是十分重要的。他认为长期独处的婴儿更可能认同心理（mind），而不是身体，这是分离的原始形式。同样也需要以一种能够让婴儿对世界建立信任的方式向婴儿呈现外在世界。在温尼科特看来，如果没能做到这些，婴儿会体验到“原始挣扎”（primitive agony）和“深层孤独”。这些观点让温尼科特尤其对患有精神障碍和边缘性人格障碍的儿童和成人产生共情。他将每个人视为处于完全依赖状态的孩子，这提出了在临床实践中如何应对退行的问题。但是，温尼科特很清楚，在精神焦虑的威胁下，我们并不需要分析我们的问题，而是要分析“足够好的”妈妈给予婴儿的细腻的、投入的、非情绪化的照料类型（Winnicott, 1965/1990）。在咨询工作中，来访者所期望的就是遇到一位真实的咨询师：“如果在工作中我们都尊崇人本，那么治疗工作会更有趣而有益”（Winnicott, 1965/2006: 155）。

25

情感功能失常及成人病理：斯霍勒的研究

阿伦·斯霍勒是发展情感神经科学的主要贡献者，并且正如我们所见，他为整合观点做出了重要贡献，这种整合观点是关于人类发展和对早期失调体验所产生的严重影响的应对（Schore，2003a & 2003c）。通过大量研究，斯霍勒强调某些早期发展性关系经验，包括辱骂、创伤、 虐待和忽视等对之后生活中遭遇的严重问题的预测。他通过文献让我们清楚地认识到这些早期经验的影响（e.g.Karr–Morse & Wiley，1997），包括幼童出现极端暴力行为。斯霍勒强调自主神经系统（autonomic nervous system，ANS）极度兴奋的作用，并特别关注交感神经系统（sympathetic nervous system，SNS）。我们之前提到了超出耐受性窗口的影响，这和过高或过低的 ANS 刺激有关。斯霍勒强调了功能失常中“逃跑”与“战斗”反应的差异。如果持续失常，“战斗”反应导致很难控制攻击性，容易形成反社会性人格障碍和边缘性人格障碍。当然，这也不仅仅是自主神经系统的反应造成的，还需要考虑环境和社会因素，以及那些在特定环境中产生的代际模式。虽然斯霍勒认为早期干预重要，可以改变个体的发展轨迹，但是成人的治疗也同等重要。例如，百特曼和福纳吉（Bateman & Fonagy，2006）指出了治疗边缘性人格障碍成人的挑战和可能性，这种障碍是由于过去的严重混乱型依恋关系和失调经验所导致的。他们指出这种情况会给咨询师带来挑战，因为探索性心理治疗方法可能只会进一步使患者情感失常。他们提出了一个基于心智化的治疗方法，用于在与治疗师当下的关系中，发展和提高患者的反思功能。

26

早期关系创伤及其影响

创伤可以定义为一种以极度的恐惧、无助、失控和毁灭的威胁为特征的情境。在这些情况下，人类生存系统被激活，并伴随着一连串的神经生理过程，基本的包括战斗、逃跑、僵直。创伤可能与生命历程中某时刻一个独特的或灾难的事件相联系，也可能和正在发生的侵入性事件、早期经历和依恋困难有关。情感神经科学的近期研究表明，个体依恋经验会影响他们日后处理创伤的能力（Schore，1994；Siegel，1999）。研究发现，根据历时 12 个月的陌生情境的测量结果（Ainsworth et al.，1978），安全型依恋具有缓冲压力和抑制皮质醇增高的作用（Schore，1994）。

其中尤为重要的是，早期创伤依恋经验对右半脑的发展有消极影响。右半脑是与创伤后应激障碍（PSTD）中唤醒功能失常相关的重要脑区。如果主要照料者是缺乏回应的或不协调的，那么婴儿与主要照料者的早期互动会引发创伤状态。这些经历的影响会储存在内隐或程序记忆系统中。依恋关系直接塑造婴儿右半脑的压力应对系统。“如果你需要建立关系从而获得治愈，但是由于在关系中你变得恐惧和失调，以至于太害怕而无法信任别人，那你就被桎梏了。这个‘循环（Catch 22 cycle）’让人们处于一个死循环中，即孤独 – 接近 – 恐惧 – 躲避 – 孤独”（Cozolino，2006：230）。童年创伤会导致我们将这些经验和发展模式保存于内隐记忆中，伴随着神经发育和整合能力的受损，无法完成连贯的整合（Cozolino，2006）。我们依恋和成功应对世界的能力，取决于我们调节神经冲动和情绪的能力。建构社会交往的神经网络塑造了自我控制网络，这代表着婴儿需要主要照料者通过刺激其情绪反应并与之交流互动来完成这一过程。

27

生命历程中的自我和交互控制

根据相关研究和文献，我们强调了早期经验对个体发展及其他们的关系环境、社会环境的重要作用。但是，鲍尔比及他之后的学者们也开始关注发展的持续性，以及生命中各种经验发展的方式。虽然早期关系交换及相关调节能力的严重缺陷会变得根深蒂固、难以改变，但是我们也要意识到大脑的潜在可塑性、整个生命历程中依恋的重要性，以及在大脑中创造另一种通路的能力。这些都与能提供不同经验和新可能性的行为事件和环境事件息息相关。童年形成的自我调节模式也不是完全不可改变的。

100 KEY POINTS

整合疗法：100 个关键点与技巧

Integrative Therapy:
100 Key Points & Techniques

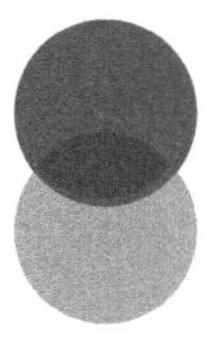

Part 4

第四部分

自我发展的维度

28

关系中共同创造的自我

对关系中共同创造的自我的关注一直是完形和存在主义心理学的核心："个体的人性只有在与他人的对话关系中才能显现出来"（Hycner & Jacobs，1995：53）。斯皮内利(Spinelli，2007：75）再次强调存在主义心理学所认同的"关系原则"，是指"所有主观体验的相互作用"。根据这一主题的大量文献，福纳吉等研究者（Fonagy et al.，2002：40）从精神分析发展性的角度进行了总结："普遍认为只有在他人的背景下，自我才存在；自我的发展等同于关系中自我体验的集合。"从这个角度而言，基于自我随时间流逝的永恒性特征，在与他人的关系中我们不断创造并发展自我意识。通过与早期的照顾者、之后的同伴和生命中的重要他人（包括咨询师）的多层次互动，我们的自我意识在关系中得以发展。我们赞成这样的心理治疗过程的概念化总结（Hycner，1993）："总的来说，人们在看到辩证的内在的事物以及接受并探索这些冲突时都会感到紧张，但人们总是尝试将这一层次上升到和他人及世界的对话－人际关系。"从这个角度而言，我们的内部经验和外部经验是紧密相关且共同存在的。

自体心理学的创始人科胡特（Kohut）将"自我"的概念视为"上位概念"，即自我是"超越经验的理解，一个超越部分之和的结构，其具有空间上的凝聚性和时间上的连续性"（Lee & Martin，1991：180）。从这种观点而言，正是自我将我们的经验组织起来，让我们感知到存在的连续性。我们认为自我的形成是在关系领域连续更新的过程，但是自我也包含着持续的特点，比如基因构成、个性风格、习惯、根深蒂固的信念以及在家庭、社会和文化影响下形成经验的方式。这一过程在第三部分关于婴儿和发展中有更详细的阐述。

自我的整体感这一观点被很多权威学者所质疑："关于儿童发展的研究表明，事实上，统一连续的'自我'其实是一个我们的心理试图创造的错觉"（Siegel，1999：229），从而使我们在面对外部变化多样的矛盾需求时有安全感。儿童需要履行许多不同的角色，以便适应不同的社会背景。文献中存在许多看待这个现象的方式：精神综合疗法中的"子人格"概念（Whitmore，2000）、交互分析疗法（TA）中的"自我状态"概念（Berne，1972）、完形治疗中的"自我多重性"概念（Polster，1995），以及认知分析疗法中的"互动角色"（reciprocal roles）概念（Ryle，1990）。然而，多重自我状态的概念始终与自我中心的观点紧密联系，无论是被称为"真我"（Winnicott，1950s，in Winnicott et al.，1989）、"成人自我状态"（Berne，1972）或是"真实自我"（Masterson，1985）。

在心理治疗关系中，两个人各自的内在经验相遇了，这些内在经验根植于他们过去、当下的环境中，用主体间理论的话来说，"存在于一种互惠的相互影响的持续流动中"（Stolorow & Atwood，1992）。以人为中心疗法表达了一个相似的观点："关系深度的相遇需要治疗师变成独特、真实的人，即一个可靠的、理性的，来访者可以与之交往的他人"（Mearns & Cooper，2005）。我们内在世界中关于自我－他人的表述构成了治疗关系环境中可以运用的资源，可能产生新的、治愈的经验。波士顿变化过程研究小组（The Boston Change Process Study Group，2008：125）强调了"内隐和反思言语范畴"在任何两人互动过程中的重要性。这种治愈和改变的过程既发生在外显的、有意识的言语水平，也发生在内隐的、无意识的非言语水平，会引起在与他人和世界的互动关系中自我经验的改变。

29

自我经验的不同维度

我们的整合框架强调了关系中的自我的很多方面。在任何一个既定时间或特定情境中，比起其他时刻或地点，自我的这些特殊维度可能更关注个体经验。这些自我经验的领域不可避免地相互关联，并且共同促成个体经验的完整性。一个领域中的问题或不足不可避免地会影响其他领域，我们也可能因为过去的关系、家庭和文化经验而聚焦于其中一个领域。在我们和外界交流时，自我经验的各种维度是探索、理解以及运用内部世界的自我过程的基础。但是，这些自我经验不同维度间的相互联系也非常重要。

30

生物学视角：自我与身体的关系

克鲁格(Krueger，1989）用“身体自我（the body self）”一词代指个体的具身自我的经验，包括所有关于身体内部和外部躯体方面和过程的动觉经验。安全型依恋经验会带来栖居于自我的身体的稳定感和自我肌肤的舒适感。身体自我的发展密切依赖于他人（母亲）与儿童相互协调的微妙过程。通过触摸、轻抚和碰触孩子的身体，母亲在感觉层面向孩子传达意识及其边界。这一经验被儿童内化为身体意象的基础：“我们的自我首先是经历被他人触碰和拥抱的身体自我，换句话说，我们的自我首先是身体关系自我”（Aron & Sommer-Anderson，1998:20）。我们内化了婴儿时期被对待的行为方式，从这些方式中了解到我们的身体自我经验以及具身自我意识。

但是，协调的表达并不仅仅是通过身体接触，也会通过斯特恩所提到的他人（母亲）的“活力情感”（vitality affects）来传递，即通过她感觉回应的质量、讲话的语调和紧张程度、抚摸的坚定程度，以及其声音的音质来传递。活力情感可以通过“母亲如何抱起婴儿，如何折叠尿布，如何清洗她的头发，如何伸手拿瓶子，如何解开她衬衫的纽扣”来传达（Stern，1985a：54）。婴儿在早期被照料的过程中感受到爱或爱的缺失，并且在这一互动过程中也形成了“身体意象”。在对内隐和言语反思领域关于关系意义形式的讨论中，波士顿变化过程研究小组的成员指出（2008：145）：“我们假定并装作他人好像跟我们一样是有思想的个体，我们的意图可以在多个层面上被表达和理解。”当家长对她自己的基本身体过程（basic bodily processes）感到羞愧时，她会在碰触孩子时将这种羞愧传递给婴儿：“如果存在过度刺激或刺激不足，身体自我开始扭曲或无法形成，之后导致自恋性紊乱（narcissistic disturbance）”（Krueger，1989：6）。如果羞愧与基本身体过程相联系，很可能也会影响自我发展的其他领域，并且妨碍情绪、认知和感觉经验的有效整合。

在我们对身体活动、表现力和对待身体过程的态度进行评价时，很重要的是要考虑孩子成长的文化和环境。我们很容易将与自身文化具有差异的反应归为病态。例如，对于那些从提倡触摸文化的地方搬迁到很少使用触摸文化的地方的人们，我们很容易将他们频繁的触碰行为视为侵犯他人空间和功能失常的证据。

31

内心：自我与自我的关系

从内心领域而言，我们聚焦于主体我和客体我的关系。主体我指的是“我（I）”，它观察、组织和建构了自我概念——“自己（Me）”，它是我生活在这个世界中的自我的心理表征，认为自己是其他客体之一（Fonagy et al.，2002）。阿伦(Aron，1998/2000：5）认为“我（I）”是“作为了解者的自我”，是作为主体和代理者的自我。他将这一概念与“自己”相对比，将“自己”描述为“个体能够通过自己的观察或他人的反馈所了解到的全部……是自我中更客观的部分”。大量心理学文献聚焦于作为客体的自我，聚焦于我如何通过他人认识自己，聚焦于自我概念。而较少关注于作为了解者、作为主体和自我经验组织者的自我。福纳吉等（Fonagy et al.，2002）认为儿童发展出“心理理论”是重要的发展里程碑，心理理论是对自我和那些和我有不同想法、感受、意图等的他人的自我间的联系的感知，一个支持内省功能的过程，一个心智化的过程。

阿伦（Aron，1998/2000）和福纳吉等（Fonagy et al.，2002）都关注自我建构的核心——反思功能的重要性。阿伦将自我反思（self-reflexivity）描述为“体验、观察和反思主体我和客体我的能力”（Aron，1998/2000：3）。他认为将自己体验为主体和客体的辩证过程是一个整合了认知和情感的过程。在完好的功能中，主体我和客体我这两极间可进行流畅的对话，并且可以从一个自我自如切换到另外一个。这正是共情的核心，以平衡的方式看到自我和他人之间联系的能力。病理性的功能可能表现为无法拥有并维持两极间的张力以及反思功能的不足。一个人可能处于一个极端或另一个，很难兼容。例如，对于“我”的过度强调可能会导致过于关注主体我，而无法将自己看待为他人中的一个客体，从而导致自我关注，使个体无法意识到自己对他人的影响，并且会忽视他人的需要。反之，过度强调“自己”让个体感觉她具有很少的自我意识，感觉自己在他人的世界中漂泊，受到环境的支配，无力满足自己的需求，这会导致抑郁和无价值感。在功能完好时，个体有能力支撑自我的两极，具有自我价值感和自我控制感（self-agency），能够体验到在他人之中的自我，感觉自己是他人世界中的一部分。奥格登(Ogden，1994)指明了如何运用“我”所创造的隐喻来促进我们体验自我经验中的“自己”的能力。想想隐喻的作用，例如“我是自己命运的建筑师”“我是人生风景画上的一个污点”“我是一个怪人”，与“在人生的舞台上有很多剧幕，我要与同伴演员一起全然投入到全部剧幕之中”“我是我所遇到的全部中的一部分”形成对比。我们在治疗工作中会经常使用这些隐喻，它们由来访者说出并总结了他们在这个世界中体验的本质。

客体关系理论涉及我们内化人际关系并储存在记忆中的过程。我们将早年的重要他人融合到内在世界，作为我们心理生活中的内部客体，持续地对我们产生重要影响。这一过程为内在对话提供了基础。在这个意义上，交互分析（TA）中“父母自我、成人自我、儿童自我”状态的概念尤其有帮助（Berne，1961）。父母自我代表着我们早年生活中对我们有影响的内化人物。当我们进入父母自我状态时，我们与他人交往时，可能无意识地表现出像自己父亲或母亲那样的行为或言语。当我们退行到过去自我经验中的一种表达模式时，则处于儿童自我状态。这可能发生在意识觉察之外，引起一个可能适合或者不适合的对当下情境的反应。如果我们在压力下返回到创伤儿童自我状态，我们可能失去所有对当下环境的感知，而被困在我们自己的内部世界，这一过程被福纳吉等人称为“精神替代”（psychic equivalence）（Fonagy et al.，2004：56）。成人自我状态指的是我们能够在当下情境中以参与者的角度，即上文提到的我（I）的角度，对他人和此时此刻的经验做出适当反应。自我和其他客体的概念，或者从 TA 的角度而言的自我状态，不仅让我们理解了内心不同的自我状态或心理状态交谈时的内心对话，而且为我们提供了分析自己和他人互动的方式。我们相信，人们在日常生活中可能已经或多或少地意识到了内在对话和与世界外部互动之间紧密的联系。

32

人际间与主体间：自我与他人的关系

两个人带着他们各自的内在经验相遇，这些内在经验“在互惠的影响过程中”（Stolorow & Atwood，1992:18）根植于他们过去和当下的情境中。在这样的人际关系模型中，个人现实被认为是由关系、各自的独特意义，以及参与者互动建构的意义共同决定的。这在所有的关系中都成立，也包括心理治疗关系。

我们承认，反思功能，即福纳吉（Fonagy et al.，2004）所提出的一种理解他人心理状态的能力，在和他人建构可能的相互关系时有非常重要的作用。通过发展“读懂”他人心理的能力，儿童能够鉴别他们遇到的个体的“信念、感受、态度、追求、希望、知识、想象力、借口、欺骗、意向、计划”（Fonagy et al.，2002：24）。在发展这种心智化能力的过程中，我们也发展了体验他人与自己之间差异的能力。对于与我们不同的个体的心理状态的认知，有助于我们建立关于自我与他人的内部心理表征，这形成了我们人际联结的基础。病理性的发展异常和情感功能异常都是由反思功能在创伤中受损造成的。心理状态失控可能引起个体用行动来表达她无法用语言表达或象征的内容。心理治疗的中心目标就是建构或修复反思功能。

我们特有的依恋风格（Bowlby，1988）或由此发展的交往方式（Wheeler，1991）会影响我们接近他人和解释周围世界的特有方式。当我们进入一个新的情境时，带着一系列已经确定的“组织原则”（organizing principles），可能会使我们看待事情时具有独有的方式。但是也正是特定的环境或关系，决定了我们会使用这些原则中的哪一个原则来组织经验。“因此，经验的组织是由已有原则和当下偏好于这个或那个原则的环境共同决定的”(Stolorow & Atwood，1992：24)。对这一过程的另一个观点来自于自我状态的角度：在个体间会面时，我用父母自我、成人自我或儿童自我状态与你互动，要么是在意识觉察之内，要么在意识觉察之外。我的自我状态是我自己过去人际交往的结果，并且代表着固定的、僵化的与世界交往的方式。无意识的“陷入”父母自我或者儿童自我状态，会引起失调的人际间会面（dysfunctional interpersonal encounter），这几乎会不可避免地导致一个对双方而言都消极的结果，伯恩（Berne，1961）称之为心理“游戏”。

33

跨文化视角：文化、种族和其他环境

在我们看来，对种族、文化和环境问题敏感是一个有效的、有道德的心理治疗所必须具备的。随着来访者进入咨询室，我们还要关注其个人意识和家庭史。很多来访者都带着代际间的创伤或跨代际脚本的影响进入现在的关系中，这些可能是他们目前对世界多数经验的根源（Rupert，2008）。在更宽泛的水平，我们意识到心理治疗对个体和心理还原主义的追求，过度强调内在经历，而忽视了社会因素。人本主义心理治疗的兴起也是部分因为个体还原主义的驱动，个体还原主义怀有一种极端的信念，认为个体是独立自主的，能够做出独立决策而与历史、社会或政治因素无关。这些唯心主义没有考虑到社会中贫穷、缺乏教育机会、阶级斗争或结构不平等的限制作用。在很多情况下自我控制的想法是无法成立的。此外，正如皮尔格瑞姆（Pilgrim，1997）指出的："心理治疗会面的地点是典型并有意地设置在治疗师的领域内，因此个体给出的描述都是与来访者每天所处环境分离的，至少在空间上是分离的。"他继而指出的，推动心理治疗的思想和实践发展的主要创新者被女权主义批评家称为 DWEMs（Dead，White European Males）——呆板的欧洲白人男性！另外值得注意的是，在心理治疗不同理论取向的主流文献中，种族和文化问题尚未得到解决。为了让这些问题得到应有的关注，一个专门的批判领域被建立了起来（e.g. Lago，1996；Littlewood & Lipsedge，1997；Kareem & Littlewood，2000）。大量的不公平遍布于我们的社会，因此它们自然成为了咨询中会讨论的问题。相关领域包括：种族、文化、民族、性别、性取向、残疾、年龄、社会阶级、教育、宗教、口音、身材，甚至包括职业。显而易见，心理治疗中所有案例的资料中丰富且“厚重”的描述（Geertz，1975）都需要包含个人和社会 / 情境视角，并且心理治疗师需要开放自我，以可能会挑战这个职业消极方面的方式批评性地反思他们的工作（Dhillon-Stevens，2005）。这包括了开放地与来访者进行批判性的、敏感的反思。

34

超个人视角

超个人代表着一个非常广泛的领域，一个有时可以臆想一些相当神秘事物的领域，这不属于严谨的研究或“循证实践”。我们认为，来访者通常会带着一种分离感来拜访治疗师，这种分离感表现在心理、身体和精神之间的某些形式的分裂。涉及这种类型的分裂，意味着我们应该关注经验的精神领域。由自我和相关自恋追求所主导的社会，试图将其归结为个性追求或感知到的“狂热”活动。但是，很多学者都对这一领域的理论和实践做出了重要贡献。他们提出要超越独立个体和自我驱动的追求去看待问题，将我们置于比自己更大的领域之中去思考问题。海克纳（Hycner，1993）反对社会中被过度强调的理性和分离的发展。他认为这种观点不堪一击，并指出这种观点需要个体持续警惕地保持这些错觉。他认为：

> 对精神的压抑创造了一个极度焦虑的社会和焦虑的个体。当人们断绝了与他人、与更大的现实感的联结，他们会体验到焦虑和空虚。这种心理隔离造成了一种渴望被填充的空虚感。因为它无法被渴望的东西所满足，所以会寻找替代品。但是这种替代品——钱、毒品、性，甚至电视——只能带来更深层的渴望。

超个人心理治疗的文献中有许多不同的方法，其中很多是由罗恩（Rowen，2005）总结的。他强调卡尔·荣格（Carl Jung）是第一个使用“超个人”一词的学者，并且指出：“他整理了相当多……完整的因为疯狂或怪异而被排除在外的经验。”阿萨鸠里（Assagioli，1975）的心理治疗体系被称为精神综合，明确地包含了更高意识水平的元素，并且让超个人内容成为了心理治疗训练中的核心。与整合相关的其他领域包括琼·休斯顿（Jean Houston）的神圣心理学（sacred psychology）（Houston，1982）、包括米尔顿·艾瑞克森（Milton Erickson）等学者的传统催眠、传统人本主义的学者［例如将超个体心理学引入主流心理学思维之中的马斯洛（Maslow，1987）］，以及近期的威尔伯（Wilber，2006）。一些方法关注帮助个体获得超个人体验，而其他方法则聚焦于关系领域。马丁·布伯（Martin Buber）的工作属于后一个领域，这是对心理治疗尤为重要的领域（Buber，1923/1996），他在关系的领域中研究超个人，并且强调我－你（I–Thou）和我－它（I–It）。这些观点被海克纳（Hycner，1993）及其同事所提出的对话心理学（dialogical psychotherapy）所采纳。通过仔细考虑布伯的观点以及“二者之间”的性质，海克纳声明：“那些个体间深层相遇的时刻让我们到达了神圣的（sacred）边缘。”心理治疗会谈的“整体过程大于部分之和”的观点十分重要，并且与神经科学中关于情感交换和右半脑联结的术语相关。史密斯（Smith，2006）也关注神经生物学研究，以及其与超个人的联系。在更广泛的领域中，我们可以反思社会的多元文化特质，而且很多文化并不考虑从其文化中被分离出来的个体，这一事实对心理健康保健具有重要意义。直到近期，心理健康服务才开始考虑精神领域的相关性和重要性（Copsey，2006）。对文化观点的整合也被反映在心理治疗的文献中，即将东方和西方思想的重要观点结合在一起（Brazier，1995；Epstein，1995）。

35

内化关系地图：RIG、图式和内在工作模型

当我们体验与重要他人的关系时，我们会在记忆网络中形成关系的联结，我们将此称为“关系地图”。关系模式的核心，即“核心人际图式”（Beitman，1992：207），包括一个信念网络，即个体关于自我、他人和具有自己独特情感色彩的关系性质的信念。核心人际图式的基本元素是相互关系中的两个人。通常，其中一个是主导，另一个顺从（Beitman，1992：207）。核心人际图式包含了我们对于自己的独特观点，并与我们对他人的期望有关。赖尔（Ryle）在认知分析疗法中讨论的“互动角色过程”（reciprocal role procedure）也揭示了基于传统客体关系的个体内在世界中相关角色的类似概念。另一个相关概念是交互分析中的“扭曲系统”（racket system）（Erskine & Zalcman，1979），它聚焦于个体强迫性互动中的重复失调模式。扭曲系统概念由三个相关并交互的领域构成。第一个是个体的内在信念系统，包括对自己、他人和伴随情感的生活质量的稳定信念。第二个是行为领域，即稳定模式在关系中呈现的方式，通常都表现为重复的方式。第三个是记忆领域，即人们“收集”并且存储的记忆和人们“用来支持”核心信念的记忆。这是一个重复循环的过程，当个体进入这个循环，他们会筛选出不支持这一系统的信息。

“扭曲系统”或“核心人际图式”都基于童年经验，与斯特恩（Stern，1985b）关于已经泛化的互动表征（RIG）的概念并不是没有相似之处。泛化的表征（generalized representation）不是具体的记忆，而是一系列具有相似成分的具体记忆的提炼。“这是基于普通经验的，关于事件可能性的结构。基于此，它形成了对于行为、感受、感觉以及其他可能实现或无法实现的期待”（Stern，1985b：

97）。RIG 会影响我们对未来关系的期待，如果是基于创伤性的经历则会给我们的观点带来消极影响。但是，如果一个人足够幸运地在“通常可预期的环境”中长大，即具有信任基础及对人的优势和缺点进行现实评估的环境（Winnicott，1989：195），那么他很可能发展出能够帮助他在关系中满足自己需要的 RIG，例如，“很多人基本上都是可以信赖的、慷慨的、对他人开放的”。但是对于那些“具有过分焦虑的人生经验和缺乏内在信任”的人（Winnicott，1989：196），对关系的期待很有可能被此所破坏。例如，“在令人害怕和受伤的经验之后，我决定不再相信任何人”。核心人际图式处于个体自我概念的核心，并且影响所有前文提到的自我维度。在治疗关系中，就来访者的恐惧以及对自我和他人的期待而言，这些图式十分明显。对于我们大多数人，当我们感觉超出自己的能力或者处于监视的压力之下，这些模式才会发挥作用。但是对于其他人，这些模式无论何时都会发生，并会影响与他人的交往。

36

建构利于理解生命及心理治疗意义所在的叙事

叙事（narrative）是关于我们的世界和所有经验的“故事”。它基于语言以及我们的现象经验和情境经验。近年来，对叙事疗法的关注越来越多。在一个关于4～6岁儿童叙事的研究中，斯特恩（Stern，2003）比较了录像带中儿童在和母亲交谈之后对其进行重新建构的经验。这个研究最吸引人的是这样一种方式——共同建构作为一种调控策略在促进家庭叙事方面发挥作用，因而强调社会建构经验的重要性（Berger & Luckmann，1966；Gergen，2009）。在1985年版本的书中，斯特恩普及了RIG的概念。在这本书的第二版中，斯特恩（Stern，2003）提出他现在更倾向于谈论“存在的方式”（ways-of-being-with），强调生命的经验而非具体结构。这里指出了许多关于概念化（formulations）和叙事所面临的问题，也突出了整合方法的一个重要方面，以及有所保留地看待语言结构的重要性，要认识到运用它们并不像看起来那样简单。

叙事的另一个角度来源于对创伤经验的研究，以及让个体生活的连贯叙事过程变得困难的方式，以至于特定事件无法对应于一个特定的时间区域。在未解决/混乱型成人依恋模式的成人依恋访谈的内容中，这一点得到清晰呈现。埃瑟林顿（Etherington，2003）提出了一个略有不同的观点，他强调了在关于创伤经验的定性研究中，使用叙事方法的重要性。最近对于社会建构理论和心理治疗的后现代理论的关注，对以下两部分内容进行了分析，即来访者所表达的想法和情境从整体上来说是社会植入故事的特定类型（McNamee & Gergen，1992）。麦克劳德（McLeod，1997）考虑到这一观点的偏激性，他指出：

重新认识治疗的文化基础会改变关注点。心理治疗不再仅仅是“治疗”，而可以看成是一个对话的、叙述的事件，是某一种文化背景下的个体可以使用的多种叙事表演的舞台之一。以这种方式来看待治疗，需要许多接受了现代心理治疗方法和理论培训的治疗师转变观念。

从本书中所提出的整合框架的角度来看，我们要有所保留地看待真理，并且不断采用一种质疑的方法，在这种方法中，情境和一系列的理论与个体假设不断地被提出、讨论和批判。

37

心理化：发展反思功能

福纳吉等（Fonagy et al.，2004：3）将心智化定义为："我们意识到心理是作为媒介影响我们对世界的经验过程"，并且他们将这一过程视为自我管理和情感控制的基础。他们认为反思功能涉及自我反思和个体间因素，包括从外部现实中区分出内部、从现实中区分出想象、从个体间互动中区分出内部情绪过程的能力。在发展"心理理论"的过程中，幼儿逐渐发展出对他人心理的画面和感受，从而幼儿可以对"关于他人的信念、感受、态度、渴望、希望、知识、想象、借口、欺骗、意向、计划等内容的知觉"做出回应（Fonagy et al.， 2004：24）。通过这种方式，婴儿开始体验到他人的行为是可预测的、有意义的。反思功能影响外部意识觉察，并且与我们获得的成为内隐记忆、非言语程序记忆一部分的技能相关，这会影响我们的社会行为并形成我们对他人的回应方式。

他们认为在心智化能力的发展中涉及三个过程：游戏、谈论以及和朋辈群体互动。在游戏中，那些与现实不同的表现不是和假装游戏的其他参与者所共享的。成人在有外部现实框架的约束下表达出儿童的心理状态，因此在游戏中具有对现实的象征性转换。这个过程会持续帮助儿童理解情境，这些情境不仅与他当下的现实不同，而且也不类似于社会假装领域（social pretend domain）。因此，游戏具有说明不同视角存在的功能。谈论，尤其是关于感受和他人行为背后原因的讨论，有助于反思功能的发展。最后，朋辈群体互动为理解心理如何工作以及其他人如何思考、感受、假装和想象提供了另一种丰富的资源。

福纳吉等（Fonagy et al.，2004）使用"精神等价"一词描述在现实情境下儿童所拥有的对内心世界和对他人内心世界的期望都与外部现实相匹配。而在游戏中，儿童知道内部经验可能与外部现实不匹配，从而认为内部状态与外部世界不存在任何联系。在正常发展过程中，儿童会逐渐整合这两种功能模式，从而具备良好的心智化状态或反思能力。随着这种整合的发展，内部和外部现实会被看作是相联系的，但是显然在“精神等价”功能模式之外的复杂性等重要方面都有所不同。

38

创伤性记忆过程与解离

在之前的内容中，我们已经提到了个体的耐受性窗口（Siegel, 1999; Ogden et al., 2006）以及自主神经系统过载导致个体耐受性窗口失调。这要么引起交感神经系统的过度唤醒，要么引起副交感神经系统的唤醒不足，并伴随着影响正常记忆过程的可能性。当一个人在严峻的条件下面对创伤、危及生命的情况时，他们会做出逃跑、战斗或僵直的反应。我们所拥有的记忆框架常常无法适应极度害怕的经验，因此将其分开保存，并与普通的言语自传体记忆相分离。正常的言语记忆通过海马体进行加工，海马体会在空间、时间与内容等方面将经验按照语义进行分类。在创伤性事件中，为了快速反应，海马体会被抑制，这样形成的创伤性记忆是与情境无关联的（Van der Kolk et al., 1996; Rothschild, 2000）。如果我们有机会在一个安全的环境下处理这些经验，那么我们将能够理解它们，并形成一个连贯的叙事，将这些经验整合为我们的生活故事，并作为自传体记忆进行保存。但是，如果创伤持续很久，而且具有持续的压力，那么海马体抑制会持续起作用，那我们只会产生些由边缘系统控制的无情境的联想，我们无法确定具体的时间和地点。因此，我们会忘记创伤经验中的具体细节，但是仍然会体验到与创伤相关的信号（encoded signals），例如感觉性的闪回、情绪失控，或做噩梦等。我们失去了情感控制以及评估危险的能力，我们面对与原始创伤事件相关的任何内在或外在线索，都会像应对生命威胁一样作出反应。于是，经历创伤的个体“倾向于在不明白发生了什么的时候，就快速对刺激作出反应——逃跑或战斗。这就导致他们对一个很小的刺激，都会产生僵直或者过度反应，并且恐吓他人”（Van der Kolk et al., 1996:

219）。经历创伤的个体倾向于通过中止和远离不安情境，或者通过具有神经生物学基础的情感麻木，来对他们持续性的神经过激反应作出回应。持续地暴露于压力之下，会分泌内源性阿片肽物质以抑制痛苦、减轻恐慌。这个过程减轻了对痛苦的感知，但是干扰了记忆储存。创伤后应激障碍（Post-traumatic stress disorder，PTSD）便是产生于未被处理的极端痛苦事件。

强烈的压力伴随着与压力相关的神经激素的释放，帮助机体在面对威胁时进行应对。但是，持续压力会抑制这些压力激素的效果，导致脱敏（desensitization）和解离（dissociation）。解离是指一种“经验的分隔：创伤中的元素未被整合为统一整体或整合的自我意识”（Van der Kolk et al.,1996：303）。个体可能会恢复“正常”的自我意识但是会丧失与创伤事件相关的记忆。上述专家指出了三种类型的解离，他们不认为其与心理现象有关。第一种解离指的是这样一种情况：一个事件的感觉和情绪因素没有整合到人格之中，与一般意识和持续性个人叙事相分离。第一种解离具有PTSD的特征，在PTSD中解离的经验可能会以闪回、噩梦或其他侵入式回忆的形式入侵。这种状态有时被称为脱敏（完形治疗中的术语）：“核心自我感到麻木与冷漠。这种状态下，对自我的感觉和感受逐渐消失、不被关注甚至被忽视”（Clarkson,1989:51）。

第二种解离涉及观察自我和经验自我之间的分离，以至于人们会从一段距离之外来观察自己。事实上一些人表示，在极端创伤的时刻他们会离开自己的身体并从外部观察自己（Van der Kolk et al.,1996）。通过这种方式，个体远离了与创伤有关的感受与情绪。第三种解离指的是“人们发展出具有创伤经验的独特自我区域，它由各不相同的认知、情感与行为模式所形成的复杂身份所组成”（Van der Kolk et al.,1996）。这种情况会出现在解离性身份识别障碍（dissociative identity disorder，DID）之中，可能具有多种解离性身份碎片。范德哈特等（Van der Hart et al.,2006）指出临床文献中有许多不同的术语被用来描述所谓的“解离状态”。使用的其他术语包括自我状态、解离性自我状态、解离性身份状态、解离性人格状态、人格改变或另我（alter personalities or alters）、解离性或解离的自我以及解离性身份（Van der Hart et al.,2006：30）。其中的一些状态经验储存并报告了创伤性事件的各方面，而其他状态则依旧无法意识到那些痛苦的经验。

继迈尔斯（Myers，1940）之后，奈恩黑斯等（Nijenhuis et al.，2004）与范德哈特等（Van der Hart et al.，2006）使用"表面正常的自我（apparently normal self）或表面正常的部分（ANP）"来形容幸存的那部分人格，这部分人格参与正常的生活，如生育、依恋、照看和关于每天生活的其他社会行为。他们使用EP（emotional part of the personality）——"人格中的情绪部分"（Van der Hart et al.,2006:30）来形容人格中解离的部分，这些部分存储了创伤性记忆并被困在过去。这些EP对与原始创伤事件相关的威胁表现出原始情绪反应。解离性障碍可能产生于生命早期，所以这些"改变"可能需要追溯到早期以及之后的发展期。范德哈特等（Van der Hart et al.，2006：73）描述了三种类型的结构性解离：第一种结构性解离中包含一个ANP以及一个EP；第二种结构性解离中有一个ANP（包含了绝大多数的人格功能）以及一个可观察的EP（但是一些人可能有多个EP，因为不同的创伤性经验会被包含进不同的EP）；第三种结构性解离不仅包含了一个以上的EP，也包含了一个以上的ANP。他们认为第三种类型的解离是"解离性身份识别障碍（DID）的特征，这种障碍主要与强烈的持续性童年期创伤有关"。

100 KEY POINTS

整合疗法：100 个关键点与技巧

Integrative Therapy:
100 Key Points & Techniques

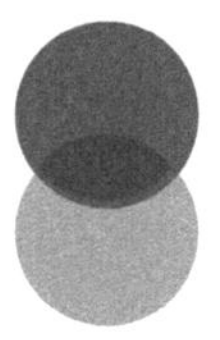

Part 5

第五部分

整合心理治疗的问题表述

39

问题表述所涉及的概念

问题表述就是与来访者一起构思一个“故事”，从而让我们理解来访者当前所面临的问题。在这个过程中，我们需要考虑三个相互关联的方面：来访者的独特性、来访者与呈现类似问题的其他来访者的共性，以及存在主义流派所提出的经验中的普遍因素。可以预见的是，任何问题表述都会涵盖所有这些方面。在以整合视角进行问题表述的过程中，我们建议聚焦以下几点：

- 咨询室中与来访者关系的质量；
- 来访者的关系史、依恋风格和行为准则；
- 个体与家庭、学校以及后天生活经验相关的所有方面的发展；
- 个体的成人关系风格，以及是否存在特殊人格类型 / 障碍或者抑郁、焦虑、创伤和其他症状；
- 个体当前生活中存在的很明显的生命问题，比如个体是否正在处理丧失以及面对重要的生活变化；
- 个体置身的经济、社会、文化和政治背景及其对当前问题的可能影响。

正如阿伦・斯霍勒（Allan Schore，2003a）的观点，我们始终相信，所有机能障碍都是以情感失调过程作为基础，并且在辅助治疗过程中，无论我们所建构的问题表述具有何种特殊概念，它们都基于可能具有多重原因和结果的情感失调。

在问题表述的过程中，依据来访者的表现并确认以上所列因素将会比其他方面更有意义且更有效。比如，对于一个有长期性虐待史的来访者，考虑发展异常和重复创伤对发展期儿童的影响极为重要，它能有效帮助治疗师作出慢性创伤后应激障碍（Herman，1992）的诊断，从而最大限度地帮助指引治疗方向。如果一个来访者刚刚结束一段关系，且希望理解并避免这种重复的破坏性的模式，那么从由童年期开始的内在客体关系中探查重复性模式的本质和起源可能是最好的治疗起点。对该来访者人格类型及其优缺点的反思可能也会帮助了解这一过程。如果来访者是来自战乱地区且在原国家可能曾被关押拷打的避难者，了解创伤及创伤后应激障碍的影响可能是界定问题表述最好的起点。在这里，我们仍要强调了解一些有关个体的家庭、国籍、民族、种族和文化历史的信息在问题表述过程中的重要性。在内在投射的世界（introjected worlds）中我们都会带着我们的历史，这些文化脚本对于我们怎样看待世界、如何行为和建立关系起着强有力的作用。

总的来说，问题表述的目的是为了明确治疗方向和建议治疗起点，同时指明对特殊情况和不同人格类型的有效作用方式。然而，我们想要强调的是，在所有治疗中被视为至关重要的部分是要尊重个体的独特性和治疗关系的质量，因为它们是实现改变的重要疗效因子。

40

问题表述的关系视角

整合心理治疗师对于与来访者的首次会面尤其感兴趣。我们注意到，来访者从首次接触开始与我们建立关系的方式可能是通过电话、邮件或会面。当来访者走进咨询室时，你能立即察觉他是如何与他人建立关系、如何使用空间以及运用感觉的。斯托罗和爱特伍德（Stolorow & Atwood，1992）提到了“组织后天经验的发展性预设原则”，但他们也强调，主体间的情境将决定在某一特殊关系中哪些原则将发挥作用。这些无意识的组织原则将影响个体知觉形成的方式。我们发现，留意来访者从一开始“如何与我们建立关系”是有用的，因为这提供了来访者在新经历过程中带有的独特关系立场的有益信息。来访者或许非常犹豫不决地走进咨询室，哪怕在温暖的房间中都全程未脱掉外套；或许她会说：“我能把椅子放得远些吗？因为我不喜欢坐得离别人太近”，或是“我按照优先级列出了一系列事项，我想要严格按照这个顺序展开”，或是“把我转介给您的那位同事说，您是这个领域最厉害的”，或是“如果手机铃响了，希望您不要介意，因为今晚我在等一个电话”。在这些情况下，你不仅可以得知来访者对你的期望，也能知道他们在其他关系中独特的应对原则。这些原则具有开放性并不断更新。但是如果处于极端压力之下，它们可能更加固执且抗拒改变。这些与脚本的交互分析概念（Berne，1972）密切相关，而这一框架中密切相关的问题是：作为治疗师如何融入来访者的脚本故事中？在其生命中我所被期望的角色是什么？

这种方法能使我们从来访者走进咨询室并坐下时所说的话和身体语言中获得相关信息。我们建议你仔细察觉自身感觉上、情绪上和认知上的反应，从而能够从现象上了解这一独特新个体对你施加影响的过程。随着你对个体了解的加深，在治疗过程中个体的故事出现时，你会逐渐对早期接触的意义有一个更清晰、全面的认识。但是，你将以对个体如何建立关系的重要感觉为基础来确认你的理解。格式塔（完形）心理治疗对接触风格有类似的论述，认为它们能够反映个体说话、聆听、肌肉反应、看待他人以及感知世界的方式（Mackewn，1997）。通过对这些功能的仔细观察和对来访者所带来影响的觉察，你就能了解该来访者的独特接触方式、成人依恋风格或组织原则。正是基于前文所讨论的对于来访者是最重要的共同因子的认识，我们认为，思考来访者对于问题的看法十分重要。贝特曼等（Beitman et al.,2005）曾指出，对于哪儿出了问题以及治疗如何矫正这些问题，来访者通常会有自己的一些想法。他们也指出，来访者和心理治疗师的关系是合作性的，通过过程中所反映出来的来访者模式及未来期望，治疗师与来访者可以一起对问题进行梳理。

41

诊断与 DSM- Ⅳ -TR：支持与反对

诊断的问题及其在医疗模式中的潜在地位已经引发了心理治疗领域的激烈争论，支持和反对使用诊断系统的理由都很充分。我们认为，无论是从临床视角，还是从运用跨学科的精神病和医学框架下形成的可供探讨的语言方面考虑，熟悉主要的诊断系统是十分必要的。作为心理治疗师，我们认为应以 DSM（现在被称为 DSM-Ⅳ -TR）而不是其他的系统为基础进行诊断。DSM 系统具有一定的优势：它由五轴诊断所构成，每个轴关注功能的特定维度；这五个轴共同提供了来访者的整体概貌。轴Ⅰ指临床障碍、主要心理疾病或状况，比如抑郁症、焦虑症、精神分裂、双相障碍或其他有待治疗的可辨认情况。轴Ⅱ指不同严重程度的人格障碍及精神发育迟滞（mental retardation)。轴Ⅲ是关于普遍的健康状况，这些生理状况可能影响来访者的心理表现。轴Ⅳ指可能影响来访者诊断、治疗和预后的当前社会心理和环境问题。最后，轴Ⅴ提供了对当下来访者功能的整体评估。如此，我们就能一目了然地掌握影响来访者的许多因素。一旦在 DSM 的框架下对来访者的表现有了初步诊断，接下来你就能获得关于这个主题丰富的相关资料。比如，如果你有一个表现出类精神分裂的来访者，你可以查阅冈特里普（Guntrip，1992）、莱恩（Laing，1960）、本杰明（Benjamin，2003）、约翰逊（Johnson，1994）及其他人的研究。从这个角度来说，DSM 是实践中连接正式诊断及其背后丰富临床资料的桥梁，一些治疗师记录了对治疗某些来访者方法的理解并指出治疗方式，他们的智慧使我们受益匪浅，并且对于相关研究也有着宝贵的价值。

DSM- Ⅳ -TR 及其早期版本曾遭到批判。许多人认为该系统是有缺陷的，并认为一个聚焦来访者优势、人际方面和来访者自我建构的关于自身困难模型的方法更有效（Eubanks-Carter et al.，2005：507ff）。他们认为，来访者表现的问题的多样性很少能精确地对应到 DSM 的类别上。因而，我们可能走进将来访者与某一分类匹配的误区而不是关注来访者复杂性的事实。更广泛地说，DSM 界定招致批判是因为它由社会中的权力精英所创建（Kutchins & Kirk，1997）。研究者证实了不同版本的 DSM 所发生的变化，指出 DSM－Ⅱ中把同性恋当作性异常（sexual deviation），从而突出同性恋是一种“病症”。在 DSM－Ⅲ中，同性恋被重新命名为自我失调性同性恋（Ego-dystonic Homosexuality），这一名称随后在 DSM－Ⅲ-R 中终止使用。这样的历史分析揭示了社会价值观和专业权威在建构这些诊断系统中的作用。

我们想要强调的是，我们将任何“诊断”都看作一个可被修订的“暂时假设”，而非永远用来界定某人的“生命标签”。我们首先要认识到，诊断或者任何形式的标签和命名都可能具有潜在破坏性。我们将诊断性假设的优势看作促进治疗并引导我们得到关于来访者的有帮助的信息的方式，而不认为其本身一成不变。有研究证实，在 DSM 的应用中有一些需要警惕的偏见。比如，帕克等（Parker et al.，1995）注意到，通过 DSM 界定将个体置于某种境地潜在地导致了其边缘化和压抑。其他研究者从批判性的社会视角也提出了类似的批评（e.g.Littlewood & Lipsedge，1997；Pilgrim，1997）。我们的立场不是“全盘否定”，而是适度审慎地运用分类系统，并将其作为对来访者的潜在支持。

42

焦虑和抑郁：共同呈现的问题

焦虑症和抑郁症都可能存在多重原因。在对待这两类病症时，起初十分重要的是，检查是否存在导致焦虑和抑郁的医学和生活方式上的因素（比如摄入咖啡因），以及这些因素是否得到了关注，以避免采用心理学的方式对待这些需要医疗和饮食干预的状况。在治疗焦虑症和抑郁症时，整合治疗的方案同时强调对病症的控制和探索关系治疗中更深层、通常也更复杂的问题。我们同意斯霍勒（Schore，2003a）的观点，情感失调是所有轴Ⅰ和轴Ⅱ诊断的关键，因而在焦虑和抑郁状态下，即时和长期关注实现自我调节和更好的情感调节都是十分有意义的。

焦虑症可能存在焦虑状态或创伤障碍，与来访者探讨该病症并区分两种状态十分重要。有一些能对焦虑症的症状加以更及时控制的技术，如聚焦呼吸和放松；辨别和挑战加剧焦虑的自动化消极观念；应对最近发生的事件并学习用另一种方式应对；提供焦虑状态下症状特性的相关信息；探索个体在经受焦虑时能支持自我的最好方式（Clark，1996）。这种技术可以和关系疗法相结合，因为我们知道，一段有效的治疗关系能通过我们对来访者言语和非言语水平的协调使其增加对情感的自动调节。更深层的结构化取向疗法能探索童年期焦虑的本源，在治疗场域中提供一个让个体维持、表达和承认被压抑的情绪、需要、恐惧和愿望的空间。它可以与更及时的关注焦虑管理相结合，然后建构一套整合的治疗方案。在治疗抑郁症的过程中同样可以采用类似的整合方法。抑郁症往往跟来访者害怕面对的人生选择相关，因为该选择彻底挑战了来访者已接受的世界观并可能引发深远的变化。抑郁症还可能源于接受深层感受（那些被完全压抑）的困难，或是源于某些形式的物质滥用。这些表现出来的症状需要采用共情和接触的（contactful）方式加以仔细分析和探讨，以便于发现起作用的不同层面并能合理地解答这些问题。

43

人格类型与人格障碍

约翰逊（Johnson，1994）用由轻微到严重的不同水平列出了从人格类型到神经症到人格障碍的连续变化过程。轻微水平表示，在面对新情境时，个体有更高的灵活性和改变的能力；而在严重水平下，个体对待世界的方式更加死板，因为他们处理与压力强度相关的情境的某些方式更加固着。“人格障碍通常与个体从童年至老年最为困扰的人际历史密切联系。关系，尤其是亲密关系，可能是缺失的、严重受限的或者是长期失调的”（Johnson，1994：15）。

按照这一规律，为了生存或满足我们自身的需要，我们需要适应早期家庭、社会和创伤事件所带来的影响，并在此基础上发展了某种人格类型（包括人格障碍）。这些适应可以被看作对周遭世界的生存策略或者“创造性适应”。它们都与调节情感及控制和表达情绪、认知或行为的特殊方式相关。由于不同的文化会鼓励和“奖赏”不同的行为，在人格类型形成的过程中文化也起到了一定的作用。在童年具有生存功能的行为在成人期可能已经“过时”了，因为此时情境已经改变，解决问题需要寻找新的方法。在这一过程中，灵活的应对能力至关重要，这使得个体能有针对性地面对当前的具体情境而不是对所有情境做出固定和死板的反应。

为了给学生提供审视人格的初始框架，我们发现，韦尔（Ware，1983）基于交互分析疗法的方法十分有效。韦尔（Ware，1983）指出每个人都拥有的三道“门”：“接触之门”（contact door）、“目标之门”（target door）和“困境之门”（trap door）。接触之门是个体最容易接近的媒介，即思考、感受和行为。目标之门（思考或感受）是为了在原生家庭中生存而关闭的门，也是为了实现整合而需要被打开的门。当某人靠近你的目标之门时，你经常会感觉到他正好能击中要害并恰好给出你最渴望的反应。困境之门（思考、感受或者行为）是经常以重复性、非问题解决的方式所接触的门。治疗的目的便是通过接触之门触及来访者，逐渐帮助他们整合被压抑在目标之门的功能，使得他们能用一种建设性的、恰当的方式整合思考、感受和行为，以满足自身的需要并与他人建立有效的接触。韦尔（Ware，1983）为其描述的不同人格类型列出了先后次序。

乔因斯和斯图尔特（Joines & Stewart，2002）深入阐释了韦尔的观点，为理解不同人格适应方式的人们如何认知世界提供了一个全面的框架。在韦尔原有的六种适应清单的基础上，他们增加了对边缘型和自恋型适应的探讨。我们将阐释一些由乔因斯和斯图尔特完善后的韦尔的序列。强迫症的次序是：接触之门——思考；目标之门——感受；困境之门——行为。这样的个体能较好地思考并解决问题，但是通常会以牺牲自身的需要和感受作为代价。在某种意义上，他们直接从问题评估跳跃到解决方案上，忽视了这样的方式对自身感受的可能影响。因此，强迫症个体可能经常在缺乏食物和休息的情况下长时间工作，但他们的确能完成工作。他们的困境之门的行为是：比如，列出冗长的清单，踌躇不前以缓解焦虑，但实际上并未有效处理问题。这是与他们自身压抑的需要和感受相关的非功能性部分，而这些感受和需要对于获得满意的生活是必要的。患有强迫症的个体能很好地分析情境，但总是在采取有效行动时受限。我们希望这些例子能够大致说明为什么这种模型在理解和接触来访者时非常有用。此外，从学习风格的角度思考这些过程同样很有帮助。

44

问题表述的发展性视角

在心理治疗中采用整合方法时，我们同时关注从当前的和过去的视角来看待来访者呈现出的问题。但是基于前文综述的一些文献，我们更强调早期经验对后天障碍的预测作用。在不同的心理治疗方法中，尽管处理某些早期问题的直接程度各有差异，但过去与现在的关联都得到了不同心理治疗流派的普遍重视。举例来说，在认知行为治疗师（e.g.Beck，1976）发展的问题表述的方法中，虽然确定关注哪些阶段以及它们如何联系，既取决于当前问题的本质，又取决于实施的认知行为疗法的类型，我们仍然从中看到了重视早期经验的重要性。从本书提到的整合关系的视角来看，我们会从这样的假设出发，即早期的发展性困难很重要，它们可能在治疗师和来访者的关系中再现。因此，对早期关系问题的评估就能让治疗师思考这些经验的哪些方面可能在当前出现、会以怎样的形式出现，以及什么样的治疗计划可能最有效。

包括依恋风格、人格倾向（无论被定义为障碍或特质）、早期创伤和幼儿时期的环境匮乏在内的这些大量早期经验都可能影响当前行为和情感能力。这些因素都很重要，需要纳入问题表述的范畴。约翰逊（Johnson，1985 & 1994）给我们提供了一种概念化的有效方法，他将其称作“个性分析”。这是对一系列早期经验及其对发展期儿童的影响加以概念化的一种方法。虽然这样的观点也使用了DSM-Ⅳ-TR的语言，但它们概念化的方式更加人本和动态。盖巴德（Gabbard，2005）和本杰明（Benjamin，2003）都强调了“动态评估”的重要性，因为其关注到了描述性诊断和动态诊断的差异。

45

问题表述中的存在性生命问题

在问题表述时，探讨存在性生命问题十分重要，因为它能够对于各种病态的倾向进行很好的平衡。不同类型的死亡和丧失、面临重要的生命抉择、对事件和生活赋予意义、面对影响命运的决策时选择的自由、屈服于选择的结果以及面对不同生命阶段的挑战，与这些情况相关的问题往往是经受焦虑和抑郁的人所面临问题的核心。斯皮内利（Spinelli，2007）认为，“存在性焦虑涵盖了对生存处境的所有反应”。梅等（May et al.，1958/1994）认为本体焦虑是对“即将‘不存在’这一威胁的体验”，因为它“破坏了个体的存在知觉，掩盖了时间感，钝化了过去的记忆并抹杀了未来”，从而给个体在世上的存在性以致命打击。压抑或转移本体焦虑通常会固化与自我、他人和世界联结的失调模式。

亚龙（Yalom，1980）在四种主题下探讨了存在性问题：死亡、自由、分离和无意义感。我们所有人都面临死亡焦虑和与死亡的抗争。疾病、濒死体验或者丧失亲友会使来访者更经常更明显地经历这些状况。我们可以通过将这种无对象的恐惧转化为对具体事物的恐惧来保护自己。因此，最初的死亡焦虑很少以它原本的形式出现，而以一种更间接的方式出现。在意识水平上，我们都不会否认死亡的事实，但是我们会在不同程度上认为死亡法则适用于他人而不是自己。自由选择以及为自己的行动负责也是人类生存的核心。然而，正如亚龙指出的那样，知晓对自己及其世界的义务可能是一种极为可怕的体验，以至于我们会逃避该体验，因为它可能让我们陷入莫须有的焦虑中。斯皮内利（Spinelli，2007）强调，自由和义务存在于关系框架中。“真实性可以被看作选择、自由和义务的表现形式，与之不可分割、相互关联”。

生存分离被看作我们生命中不可避免的部分，凸显出每个人都是独立个体的这一事实。我们可能通过寻找让我们与之融合或迷失的人、活跃的性生活或者拼命发展各种形式的关系来从分离焦虑中寻求信念。在治疗关系中，来访者可能开始真正建立关系并做出创造性的选择，来支持其成长和发展，并应对分离挑战。“对话”这一术语被一些学者，如布伯（Buber，1923/1996）和海克纳（Hycner，1993），用来描述人们之间没有对对方或会晤的各种期待，而仅有认识对方的单纯愿望时的互动过程。无意义感的可能性也让我们面临更长远的存在性挑战。在待人处事时，我们会建构故事或者意义以使我们的经历对自身具有意义。这种对建构一段连贯叙事来解释我们存在于世界中的需要对人类来说是必不可少的。我们从自身经验中建构的世界观都不是完善的，斯皮内利认为，由于意义来源于我们和世界已经建立的以及正在进行的关系中，因此它也会被不断破坏和重建。

人们通过多种方式努力进行自身建构和寻求意义，或许正是为了寻找能为之提供孜孜以求的目标和连贯性的精神之路。创伤性事件和世界危机可能威胁到已经建构并为其提供支持的意义，让他们感到迷茫且看不到未来。利夫顿（Lifton）（Wilson & Raphael，1993）指出，创伤性事件（如大屠杀）中的幸存者可能会“重新审视自己对这类现象的意义感知，审视人类的美德和邪恶，审视人类彼此间是否存在真正的联系，以及能否信任生命中已经具有的联系”。任何人为的或自然的灾难都可能挑战个体的生命意义，比如失去爱人、被他人欺骗或其他威胁意义系统的事件。人类处境中共享部分中的存在性焦点往往是将来访者带入心理治疗的问题，同时也是治疗师面临的问题。

46

长期的关系创伤与单独创伤事件

从创伤性经验相关文献中可以清晰地看到，童年期持续被忽视或被虐待与一次性的经验（如车祸）可能具有差异。虽然两类经验都具有极度恐惧、无助、失控和毁灭性威胁等特征，但是不断重复的经验本身之间存在差异，因而会强化那些我们先前习惯的极端应对策略以及超越普通日常应对方式的策略。基于结构性事故的创伤与本质上的关系性创伤之间也具有重要的差异。这两种形式的创伤都可能导致DSM－Ⅳ－TR中指出的不同症状的表现形式（American Psychiatric Association，2000）。然而研究者也在反思为何某些经历严重事故的个体比其他人能更有效地应对事故结果。布里埃和斯科特（Briere & Scott，2006）指出："罗列独立描述的创伤经验可能让人产生错觉，即认为创伤是彼此独立的。"他们引用相关研究表明，经历关系创伤，尤其在童年期经历的个体更可能体验到后天的创伤性事件。这一现象被称为"二次伤害"（revictimization）。

在之前的关键点中，我们提到了一些情感脑科学的研究，这些研究表明一个人的依恋史会影响他们处理后天创伤的能力（Schore，1994；Siegel，1999）。研究者还强调，童年早期的安全依恋可成为应对压力和皮质醇产生的缓冲器。因此，在对当前困难进行评估时，把可能与个体依恋史相关的因素考虑在内就十分重要。早期的失调性交互经验在当下值得关注，以便来访者有机会学习调节创伤的新模式，并处理闪回、过度警觉等现存症状。奥格登等（Ogden et al.，2006）提出了一种"自下而上"的方法，该方法关注感觉运动加工过程，注重鉴别由创伤造成的抑制动作倾向。有时这些模式跟新近创伤事件和早期关系经验都有关，因此临床工作者在与来访者建立合作关系时应将这一观点铭记于心。在表述阶段（formulation stage），无论是与来访者分享控制感——与创伤事件的经验相冲突的事实，还是叙述使用与童年期不同的调节过程的经历，透明的合作关系都是决定治疗结果的潜在因素。

47

复杂性创伤后应激障碍

朱迪思·赫尔曼（Judith Herman，1992）认为，问题界定时需要考虑复杂性，这一观点应得到普遍认可。她指出，创伤后应激障碍当前分类的基础是那些非长期、非重复性或非关系性的经验。她曾说：

> 长期受虐的幸存者会发生典型的人格改变，包括关系性和同一性的畸形。童年期受虐的幸存者发展出关系性和同一性上的类似问题。此外，他们尤其容易重复受到伤害，不管是自我造成的还是他人造成的。当前对创伤后应激障碍的界定既未关注到长期、重复性创伤变化多端的症状表现，也未关注到发生在能力层面的人格的深刻改变。
>
> （Herman，1992: 119）

尽管赫尔曼有这样的呼吁，然而，对复杂性创伤后应激障碍的这种独立分类还未在分类使用手册中得到认可。

基于发展研究的结论，我们已经提出了一些有力的观点，认为要制订一个较好的临床方案，复杂性必须被考虑在内。对大屠杀、难民经历等政治进程中的受害者的描述（Krystal，1968 & 1988；Timerman，1988）也对此提供了有力论据。在制订一个良好的治疗方案时，临床治疗者需要摆脱便捷、可能保险的分类，认真倾听来访者的故事，倾听不同时间结构下故事展开的背景，以及在治疗师面前这个故事是如何重构的。在很大程度上，在这里我们要面对参考实证框架（往往支持分类）和更具过程取向的定性调查之间的区别。吉姆·埃瑟林顿（Kim Etherington，2000 & 2003）在其叙事调查的文献中为我们提供了后者的一些例证，并提供了让个体的故事既具有基于上下文的巧妙性，又对治疗具有启发性的方式。

48

建构整合的问题模型

在建构整合的问题模型（formulation）时，我们关注的是与来访者呈现问题的本质相关的概念和领域，以便于对来访者表现建构更为全面的认识，也可作为我们将要展开的治疗方向的基础。这样的问题模型实质上是一系列未成型的假设，用来帮助我们与来访者一同工作，并在继续推进的过程中得到不断更新。在反思个体的特殊情况时，以下问题可能很有帮助。

（1）来访者症状中是否存在一些重要的直接因素，比如药物或酒精依赖、家庭暴力、工作威胁、关系破裂、新近丧亲（只是极小的可能性）？

（2）来访者生命中是否存在与当前表现相关的显著的早期发展异常？即是否存在早期关系创伤的证据？

（3）是否存在后天的（或新近的）影响来访者功能的创伤性事件？

（4）你如何描述来访者的关系风格、依恋史和当前的成人依恋风格？来访者的接触方式是什么？

（5）运用 DSM-Ⅳ-TR，你对来访者的暂时诊断是什么？多轴诊断与来访者过去和当前的特定行为表现是否一致？

（6）来访者当前面临的存在性生命问题或生命阶段问题是什么？他（她）是如何处理这些问题的？

（7）来访者是否表现出与性相关或者是性别认同相关的问题？

（8）描述来访者当前的环境以及它可能如何影响其表现。社会、种族、政治或是经济因素（或者当前其他相关的问题）对其表现有何影响？

（9）性取向、性别、年龄、种族、国籍、残疾等差异性问题如何影响来访者？

（10）来访者家庭、文化或种族史中哪些方面可能有助于了解其当前的状况？

100 KEY POINTS

整合疗法：100 个关键点与技巧

Integrative Therapy:
100 Key Points & Techniques

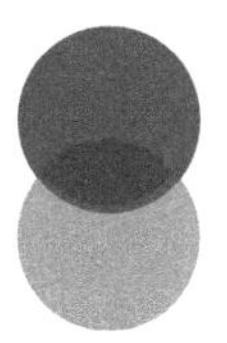

Part 6

第六部分

整合心理治疗的过程

49

第一次治疗中的要点

除了被评估员分配来访者的实习生，第一次治疗一般不是治疗师与来访者的首次接触。因此，治疗师通过电话或者邮件联系已经获得了无数的信息。甚至在给心理治疗专业的学生分配带有预先设定问题的来访者时，我们强烈建议新手治疗师对首次治疗中自身如何受到影响采取一种敏锐的、探索性的态度。海莉（Hayley，1978）认为，治疗关系的开端容易影响其可能的结束方式，她指出澄清当前问题的重要性，以及反思如何化解这些问题和这些问题在治疗进程中如何显现的重要性。

米勒（Miller，2006）提出了围绕首次治疗的五个阶段，包括：① 准备初次接触，处理诸如转介的问题，安排初次见面的时间——这可能包含了对当前问题的初步假设；② 与来访者首次会谈，建立融洽关系，签订协议并交流重要信息；③ 倾听来访者的故事，澄清问题并初步评估；④ 决定后续进行什么，并结束初次治疗；⑤ 最后，处理治疗后的任务，如记录信息、印象和后续行动。奥布赖恩和休斯顿（O’Brien & Houston，2007）则强调首次治疗中同时发生的显性和隐性交流，并指出：“不管是否提及，治疗师和来访者都在努力回答一个问题，即‘我能否与这个人一同工作？’”斯特恩和波士顿变化过程研究小组（Boston Change Process Study Group，2003）依据通过“主体间搜索、即兴创作和共同创作”的过程找到彼此的类动物行为，将该过程描述为“精神动物行为学”（psycho-ethology）的一种形式。

在首次治疗中需要考虑的一个关键问题是风险问题。该问题可能已经在转介初期或者甚至在电话上得以强调，它也可能作为一个问题出现在首次见面讨论的过程中。风险评估关注潜在伤害自我或他人的可能性，需要留意一些关键的指标，比如自我伤害史或当下自杀的想法、药物使用或社会退缩以及先前的精神治疗、虐待或创伤史等其他相关的背景因素。如果风险被纳入治疗框架中，它将影响到治疗协议的性质、决策时向督导寻求额外支持以及医学同行介入的可能性。其中最为基本的是，实践者能询问直接问题，与来访者协作评估风险，并在来访者同意的情况下采取合适的行动。采用 CORE（Clinical Outcomes for Routine Evaluation）系统的实践者会将风险评估嵌入最初的来访者问卷中（Leach et al., 2005）。

50

在什么情境下针对何种来访者采用什么治疗方法?

这里所提出的问题是整合心理治疗方法特别感兴趣的。整合方法中有一个假设，即认为不存在最好的方法，个体的独特性及其所处情境才是至关重要的。显然，为了查明处理当前问题的最好方式，与来访者协作进行细致的分析将十分重要。心理治疗研究领域对于该问题至今还存有激烈的争辩。一些心理治疗研究方法善于对症状或特定心理异常进行鉴别，通常是对最合适的回应方法及有效治疗所需时长进行平行鉴别。另一些不同的方法则注重对重要的共同因子的鉴别，而忽视使用的技术类型。阿赛和兰伯特（Asay & Lambert，1999）把共同治疗因子分为四类，根据相关的研究结果，每种类型对治疗结果都有一个百分比贡献率。他们认为，治疗外因素和来访者因素对于来访者的改善有 40% 的作用，治疗关系占 30%，期望效应和安慰剂效应占 15%，特殊的技术占 15%。这些数据表明，特定的治疗方法对于结果的影响相对较小。塞利格曼（Seligman，1995）也关注到这样的事实，即积极寻求合适的治疗师和积极询问服务细节的来访者更可能获得积极的治疗结果。

罗斯和福纳吉（Roth & Fonagy，2005）以及内森和格尔曼（Nathan & Gorman，2007）全面总结了针对不同问题的不同疗法及相关的效果研究。此外，能否区分不同形式的痛苦或特定表现依然是个问题，因为许多不同症状往往是并存的（Duncan et al.，2004），但是从研究证据中可以看到，一些特定的困难可能采用某种特殊的疗法更好，比如用认知行为疗法治疗惊恐障碍、恐怖障碍和一般焦虑障碍。然而，正如奥布赖恩和休斯顿（O’Brien & Houston，2007）所指出的：

> 无论治疗师的治疗取向是什么，在面对来访者时他们都有许多共同之处。显然，任何取向的治疗师都需要有能力以一种协作的、服务于治疗目标和任务的姿态参与来访者的治疗过程，为来访者提供表达情绪的机会，并创造一种治愈性的治疗关系。

综合治疗效果的实证研究，大量研究支持整合取向，并关注那些有利于治疗改善的更加普遍的因素。

51

心理治疗中的改善：爱与希望的作用

自弗洛伊德早期文章中对移情之爱（Freud，1915）的观察起，心理治疗关系中爱的问题就获得了心理治疗师的关注。在有关性移情的精神分析文献（e.g.Mann，1999）中掺杂了一点与之相关的思想。也有不同的观点认为，在获得更成功的治疗结果的过程中，治疗师和来访者之间需要发展信任和关怀；虽然对于个体是否会将深度移情（close empathic encounters）描述为“爱”还存在争议，但是治疗过程中的深层卷入很显然会触动双方的深层情感。《*Psychoanalytic Inquiry*》杂志的最新一期以“分析师的爱”为主题，为大量有趣的观点创设了一个讨论平台（e.g.Slavin，2007）。从发展的角度来看，童年早期的爱和照料对身心健康的重要性目前已经获得了普遍的认可（e.g.Gerhardt，2004）。我们之前关于关爱的神经科学影响以及忽视的消极作用的观点也强调了爱的生物重要性。卡恩（Kahn，1997）强调了卡尔·罗杰斯（Carl Rogers）治疗理论中爱的重要性，他将爱的观点与治疗过程中罗杰斯要求的真诚、一致和无条件积极关注联系起来。也有一些证据表明，那些真正对治疗师来说重要的来访者，能在治疗中做得更好（Jones et al.，2003）。

来访者对良好结果的期待已经被确认是引发心理治疗改善的一个重要因素，这一事实不足为奇，但有趣的是这得到了实证研究的证明。多年前弗兰克父女（Frank & Frank，1993）在其著作《*Persuasion and Healing*》第一版中就已经强调了希望的重要性。他们强调了其在神话和仪式心理治疗中的重要性及其激发来访者求助期待的能力。许多新近研究也支持来访者的期待和积极治疗结果的可能性之间的联系（Snyder et al.，1999；Glass & Arnkoff，2000）。希望的作用不局限在对治疗结果的期待上，它对治疗过程的期待也很重要（e.g.Wilkins，1979）。由此引出了两个问题，即来访者如何为自身在治疗中的角色做准备，以及这些准备对于治疗过程和结果可能产生的影响。研究结果确实表明，“心灵感应”对于个体是否继续治疗以及产生的结果类型具有重要影响（e.g.Guajardo & Anderson，2007）。

52

心理治疗中的评估

在进行评估时必须要充分考量来访者带入治疗中的问题及理解它们的方式。这些洞察和理解继而可以转化为一个很有可能解决来访者问题和治疗目标的相关“治疗方案”或者开展治疗的方式。我们已经提到使用 DSM－Ⅳ－TR（American Psychiatric Association，2000）的界定可以作为理解来访者问题的一种方式，在这一点上我们同样也推崇约翰逊（Johnson，1994）所做的工作。然而，我们主张在评估过程中采用合作的方式，这样才能贴近经验并愿意接纳来访者用以叙述自身困扰的语言。奥布赖恩和休斯顿（O’Brien & Honston，2007）强调了将治疗师和来访者的匹配度视为评估过程一部分的重要性，认为研究始终强调治疗师水平、来访者特征和相关因素的交互作用。从这个角度来看，评估结果可能使来访者被转介给更合适的治疗师。

在评估阶段，我们关注来访者所描述的现有困难，同时也关注将这些困难置于历史和当下的情境中。比如，这有助于了解具有严重焦虑的来访者是否每天喝 8 大杯含咖啡因的咖啡。我们同样需要注意和讨论来访者求助的态度，因为动机和参与度也可能影响治疗实施的过程（e.g.Orlinsky et al.，1994）。我们建议与来访者探讨他们想从治疗中获得什么，并且就一些目标达成一致，但这一过程不要采用过于工具性的方式，而是将其作为所协商的共同努力中的一部分。该方法已经得到了有关影响积极结果的潜在因素研究的支持（e.g.Tryon & Winograd，2002）。

53

治疗关系维度的概述

我们将心理治疗关系视作经验的两个水平共同创造的产物，即意识的、外显的和言语水平的以及无意识的、内隐的和非言语水平的。在发展治疗关系的过程中，治疗师可能以不同的关系立场或模式与来访者建立关系。杰尔索和卡特（Gelso & Carter，1985）最早提出了这些不同的关系维度，确立了工作联盟、人际（person-to-person）关系和移情关系三种类型。克拉克森（Clarkson，1989）在此基础上增加了发展需要或补偿性的关系以及超个体关系，并详细谈论了治疗中的这五种关系。在此基础上我们又增加了具象关系（representational relationship）。之后我们将对这六种关系类型进行回顾。

在不同的时间，一个关系维度将成为主导，而其他维度则充当背景。随着工作推进，这些将持续发生变化。然而，我们特别要强调一种有效的工作联盟对于治疗的继续进行是至关重要的。当工作联盟发挥良好作用时，它将成为其他治疗活动的基础。而当工作联盟存在问题时，在治疗继续前需要先对其进行处理。治疗师在多大程度上能运用这些不同的治疗方式与治疗师的个人风格及其整合理念有关。比如，一些治疗师会更多地在人际关系上展开工作，而其他治疗师则可能倾向于移情关系。这些构成了治疗中的重要抉择并影响将要完成的工作。治疗师如何选择和结合不同的关系类型最好也要考虑特定来访者的需要及治疗的阶段。

54

工作联盟与有效治疗

工作联盟，也称为治疗联盟，在所有心理治疗方法中都是有助达成积极结果的关键因素。它起源于精神分析，弗洛伊德（Freud，1913）关注到分析师和病人间的“协定”（pact）：双方基于客观事实的需要，带着共同目标“联合起来”。对于弗洛伊德来说，该联盟与积极的或理想化的移情密切相关。“治疗联盟”（therapeutic alliance）这一术语由蔡策尔（Zetzel，1956）创造，他强调在成功的治疗中治疗师和来访者存在一种有意识的、合作的、理性的协定，这一协定明确了工作内容是什么以及如何推进。然而，工作联盟或治疗联盟也被认为其本身具有潜在的治疗性，表现出治疗师和来访者之间特殊的纽带。一些研究者（e.g.Greenson，1965；Jaffe，2004）强调工作联盟既与任务因素相关，也是一种关系纽带。博尔丁（Bordin，1994）提出了一个关系模型，即治疗联盟是由关系、目标和任务三种相互作用的因子组成。杰尔索和卡特（Gelson & Carter，1994）认为工作联盟是来访者的理性自我和治疗师的分析自我组成的联盟，该联盟的出现用以支持治疗工作的展开。

工作联盟是治疗效果研究中的重点，产生了大量的研究。马丁（Martin，1998，cited in Horvath & Bedi，2002）发现 1977 ~ 1997 年间有 1405 项关于该主题的研究，而 1998 ~ 2000 年又增加了 650 项（Horvath & Bedi，2002）。大量研究都致力于编制测量工作联盟构念和追踪其在治疗期间进展的量表。总的来说，研究认为工作联盟的质量和心理治疗的结果因素之间存在正相关（Luborsky，1994；Glass & Arnkoff，2000；Martin et al.，2000）。研究也注意到，治疗早期

（第三到第五阶段之间）工作联盟的建立对于积极疗效有预测作用（Batchelor & Horvath, 1999; Horvath & Bedi, 2002）。虽然工作联盟的概念引起了人们广泛的兴趣和研究，但是近来一些观点（Safran & Muran, 2006）也开始质疑工作联盟因素在多大程度上可以与治疗的其他方面分离，因为所有联系都是意识和无意识过程的混合体。

55

“真实”关系

布伯（Buber，1923/1996）认为“我－你关系”（I–Thou relationship）是两个人遇见彼此时真实或核心的关系。其特征是此时此地两个人之间的真实会谈。通过会面的过程，双方都被对方所改变。在这个层面上，治疗师是改变过程的重要组成部分。这里最关键的是互动的感觉，以及未参与另一方的所有事件，最重要的特质是对真实会谈保持真诚与开放。当参与双方都对关系中新奇而未经修饰的部分保持开放时，这样的会谈就自然地发生了。布伯将“我－你”关系与“我－它”关系作了对比。在“我－它”关系中，“我”将他人视作客观、静止的部分。存在主义者则强调会面（encounter）和真实会谈的重要性。斯皮内利认为存在主义疗法的核心是“使用关系表达它自身的方式……它通过心理治疗师和来访者在治疗会面期间围绕两者当前生活中的关系经验得以表达”（Spinelli，2007：12）。这种对经验的开放性正是真实关系的核心。

在特鲁伯（Trüb，1964）之后，海克纳（Hycner，1993）再次同时强调了治疗中的“人际对话”（dialogical–interpersonal）和“辩证内心”（dialectical–intrapsychic）。“人际对话”指在真诚开放的会面中建立关系和会谈的迫切性，即“我－你”会面。“辩证内心”指以一种理解来访者世界观和探索阻碍改变因素的观点共同对来访者内在世界进行的探索，是一种“我－它”探索。这样的对比强调了基于真实关系工作和基于工作联盟工作的差异，两者适用于不同的阶段。海克纳很好地描述了其中的问题：“总是存在这样的困难，既要考虑辩证内心素材并接纳、探索这些冲突，又总是试图将其提升到通常的与他人和世界的人际对话关系”（Hycner，

1993：74）。内在探索和有效人际关系之间的精妙平衡形成了一种与来访者工作的关系方法的核心。对这两极加以密切关注，才能提升心理治疗的有效性。

在这里，我们想要区分治疗会谈中的我 – 你时刻和即使来访者对会面即时性持非开放态度时治疗师保持我 – 你关系立场的重要性。我们认为，来访者在内隐层面上能感觉到治疗师希望与对方会谈的意愿，这将是治疗中希望的重要来源。会谈中真正的我 – 你时刻在一种接纳并准备好认识他人的氛围中所产生，它们无法被预见或凭意愿"制造"，而是当治疗师和来访者都真正投入治疗工作时所出现的"意外"。在我们看来，我 – 你的姿态与伯恩"我好，你好"（'I'm OK with me and I'm OK with you'）的概念相关。伯恩认为"我好 – 你好"(I'm OK – You're OK)的态度是咨访关系的基本要素。我们相信这对于在生活中所有领域建立有效联结是很重要的。这种态度将向来访者传达你作为治疗师对他人保持开放的意愿，甚至是在你不同意该个体或者不接纳或不赞同他们的行为的时候。每一次治疗双方都是完全不同的，来访者面对不同的治疗师也永远不可能有相同的经历。一个有趣的问题由此产生了：这一独特的会面将为来访者的成长和新视角的发展带来什么特别重要的东西？

这里引发的问题与（在促进真正的人际关系的过程中的）自我披露（self-disclosure）的作用有关。在人本主义疗法中，自我披露一直被认为是工作的一部分，并被认为能促进真正的接触和改变。在精神分析疗法中不提倡自我披露，因为它被认为会干扰移情的发展。我们要区分三类自我披露：不可避免和显而易见的（例如，外貌、口音、种族、性别、房间装饰都属于这一类）；在治疗室中作为对来访者谈话内容的回应分享你的反应和感受(治疗师分享与来访者的故事或行为相关的悲伤、厌倦或愤怒）；分享在治疗之"外"的自身生活状况或个人生活经验的各个方面（分享自己也有孩子，或者面对听众时也感觉焦虑都属于这一类）。在没有仔细考虑自我披露对来访者、治疗师自身及治疗工作可能产生的影响的情况下，我们不建议使用任何形式的主动的自我披露。本书随后将就这一主题做进一步讨论。

56

移情与反移情

根据主体间理论的观点，移情被视作个体的“无意识组织活动”（unconscious organizing activity）的表现，这种活动由个体与他人关系的古老经验所决定并且无意识地组成了个体对世界的主观知觉（Stolorow et al., 1994：10）。治疗师会受到自己的个人经历和心理治疗知识的影响，并继而影响他与来访者相处过程中所选择的要强调的内容。我们无法逃避自身的经历，对于一个治疗师来说最重要的是认真反思其工作，对自身的模式及其对治疗过程可能产生的不利影响保持警觉。对反移情回应的这种反思需要引起高度重视。斯托罗等（Stolorow，et al.）强调不可分割的关系，即“互惠互助的影响系统”，它在来访者的移情和治疗师的反移情之间运作。当两个人交流时，两套组织原则会持续运行以创建一种独特的互动。如果缺乏对关系框架中另一个系统的关注，那么就难以理解该套系统。

我们先来看看对移情和反移情的经典定义，再回顾源于主体间理论和自体心理学中的移情模型。里克罗夫特（Rycroft，1979）在《*Critical Dictionary of Psychoanalysis*》中对移情的定义如下：“来访者将过去生活中对某些人的情感、观念等转移到分析师身上的过程。”在这种意义上，来访者把属于过去的情感转移到了当下，并像对待自己的父母、老师或其他人那样回应治疗师。起初，精神分析师将移情看作妨碍治疗的不良现象。然而，处理移情逐渐被认为是治疗过程的核心，因为它提供了对这些内在投射客体的解释，并使之有机会从过去的关系模式中移除。温尼科特（Winnicott，1956：296）指出，在非常早期的剥夺中可能对错误的自我过程缺乏有意识的觉察，因为自我还未完全确立。分析师允许来访者将自己作为客体使用，使得来访者能体会愤怒、悲伤、害怕及其他被压抑的情绪。

主体间理论学家认为移情有两个维度，分别称作“自体客体”（selfobject）和“重复性”（repetitive）（Stolorow & Atwood，1992：25）。重复性维度使个体重复过去的功能失调模式，使得个体在当前表现出他人过去经验中的恐惧。自体客体维度反映出当前寻求新的修复性经验和不同关系反应的愿望。可以看到，两个维度都在治疗关系中出现，尽管在特定时间内其中一个可能优先出现。反移情最初曾被当作干扰有效治疗的因素，要求分析师在其分析中处理这些问题。然而，渐渐地，反移情被认为是来访者信息的潜在有利来源。凯斯门特（Casement，2002）曾用“影响式沟通”（communication by impact）一词描述在来访者无法用语言表达痛苦时对分析师的影响。“作为一种交流无法用语言表达的内容的必要方式，一些来访者需要对治疗师产生这样的影响”。接纳这样的影响，治疗师才能增进对来访者早期痛苦关系经历的理解。

57

修复或发展所需要的关系

我们认为，所有有效的疗法都存在一个潜在的修复维度，它使得来访者有机会获得新的经验。它还能提供一种不同于过去的关系，来访者能在其中体验到接纳，并具有一定空间去探索过去经验中被压抑或者从未言说的部分。我们认为，最初的修复过程存在于关系本身，存在于对高质量的共情和协调的体验之中，这种体验对内隐关系水平具有强烈影响。来访者有机会体验与某种经验相关的各类情感，同时在治疗关系的安全环境中构建新的表述，使得来访者能够整合过去的经验并开辟新的可能。对言语水平经验的符号化伴随着治疗师的语调、说话节奏、身体语言和姿势所传达的深层协调感，这与斯特恩所描述的“活力情感”（Stern，1985：54）相类似。治疗中大量的有效工作都是在一个超越言语的水平上展开的。“治疗师倾听患者外在言语的同时，也在另一种贴近经验的主观水平上倾听。这种倾听是在意识之下的水平上，并且内隐地处理着每时每刻发生的动态情感沟通”（Schore，2005）。

在支持来访者创造蕴含新可能的全新表述的过程中，治疗师也将积极帮助来访者处理过去固着的、重复性的模式，以便促成改善。正如前面提到的，有效的疗法能为个体提供获得看待自身和世界的外在视角的可能性，使得个体获得自我认知、生活观上的改善，提供挑战过去创伤事件的新经验以及在支持性环境中巩固新行为的机会。在这个意义上，所有有效的疗法都存在一个修复维度。

当我们使用“发展性需要”这一术语时，在某种程度上是指上文所说的过程，是在当下一种非压抑状态下构建一系列新经验的机会。但是，“发展性需要”这一术语也有另一种含义，它也可指当来访者出现退行时，治疗师像他们的父母一样直接给予其发展历程中所缺失部分的过程。在交互分析中有一个重塑父母（reparenting）的过程，它需要几年时间的住院治疗，在此期间根据个体的需要会包含一段时间的退行。这一过程在处理和整合经验的程序框架下完成，如此，个体便能基于“治疗师也是一个人”的前提，发展出新的内化的父母自我状态（Parent ego state）（Schiff et al.，1975）。这些过程备受指责，认为治疗师在充当“讨人喜欢的客体”且努力成为更好的父母，而不是为来访者提供在接纳氛围中体验过去痛苦的机会并使得他能在此基础上继续前行。显然，这是整合心理治疗师研究中一个具有挑战而富有趣味的领域，既反思和考虑道德准则，又顾及临床可能性。

在这里，也需要澄清一下亚历山大（Alexander）和弗伦奇（French）的术语“矫正性情绪体验”（corrective emotional experience），它与重塑父母有一些相似之处但并不等同，在其他方面它也被用以描述当下的修复性关系。他们写道：“基本的治疗原则是相同的，即在更良好的环境中，让来访者再次暴露于过去他无法应对的情绪性情境中。来访者为了得到帮助，必须经受适度的矫正性情绪体验，以修复先前经验的创伤性影响”（Alexander & French，1946：46）。不过重要的是，“更良好的环境”（more favorable circumstance）究竟是指什么。他们引用了一些通过主动展现不同于原生父母的立场从而削弱移情强度的例子。如果父母非常专制，那么治疗师可能会较为随和，不加批判地接纳；如果父母缺乏界限，不加限制，治疗师可能在这一方面将表现得较为专断和主动。从这种意义上来讲，当下来访者会获得一种新的体验。“在一些来访者身上，他们自我批判性超我反应和分析师宽容态度之间的明显对比能产生深刻的影响”（Alexander & French，1946：70）。后者这一说法可被视作发展性关系需要。

58

超个人关系

超个人视角对心理治疗过程的作用体现在，认识到并非所有经历都能被直接观察，并且心理治疗会谈（或其他会谈）的整体可能大于其各部分之和。这种观点在一定程度上可以从神经科学视角加以理解，将它与情感交流和大脑右半球连接联系起来，但我们仍希望为整合心理治疗中可能出现的一些心灵层面的东西创造空间。在第 34 个关键点中，我们已经关注到许多关于超个人主题的丰富流派和不断增加的文献。在这一框架下，我们关心这些观点如何在心理治疗的过程中得以显现。我们认为，虽然来访者呈现出的问题可以被分类为各种各样的心理模型，但在更普遍的水平上，来访者往往将某些形式的“分离”（disconnection）带入治疗室。他们似乎在寻找与某些超越自身的事物建立联系以及感受更多关于宇宙事物的方法。在这个意义上，我们可将该过程定义为精神意义的探寻。但是这并不意味着它“超越”了人类关系，而是以一种将经验与更广义的人性相连接的方式，让我们的交流更深刻地置于关系本身之中。

沃尔（Wahl，1999）对超个人文献中区分心理和精神的趋势加以批判。他认为，这是一种人为的、学术上的区分，与来访者相处应被当作一个更完整的灵性（psychospiritual）过程，在这样的过程中我们要面临许多未知事物，面对布伯所说的“风度”（grace）（Buber，1923/1996）。我们可以对交流和接触持开放态度，但无法保证两个人之间会发生更深入的会谈。然而自相矛盾的是，接纳未知事物有可能会帮助到会谈的过程，正如罗杰斯（Rogers，1980：129）一针见血地指出：“当我与自己的内在直觉自我最接近的时候，当我以某种方式与自身未知的部分交流的时候，当我好像处于意识略微变化的状态的时候，我发现我所做的任何事情都充满治愈力量。”另外，海克纳（Hycner，1993：98）也同样强调了治疗师存在的重要性，他认为“全然投入（fully present）就是一种神圣的存在”。

最直接而深刻地引发超个人的领域，或许存在于对倍受折磨的受害者或与政治行动相关的极端情况的治疗工作中。在那种环境中我们所面对的残暴和创伤是无法通过心理理论和相关实践清晰呈现的。凯特·麦圭尔（Kate Maguire，2001：135）专门从事这类工作，她观察到了如下内容：

> 在酷刑和极端痛苦中，因为那些概念是无法被分享的，个体被带入了一种无法用普通语言描述的经历中。这种分离是一个鸿沟，在其中个体和治疗师一起寻找一种方式去与那些曾被残忍切断的部分建立起联系。如此，糟糕经历的重新回归促使我们有所获益，这让我们在精神上焕然一新并倍感谦卑。

59

具象关系

具象关系是指所有关系的背景特征，以及背景如何影响来访者对治疗师的看法。在这里，我们会问：作为治疗师，我应表现成谁？表现出什么样？来访者如何看待我不仅极大地受其个人经历的影响，也极大地受到我们人类所共享历史的影响。在当前来访者对作为权威的“我”的知觉中，我担任了怎样的角色？当考虑具象关系的性质时，我们需要考量诸多因素，比如种族、文化、国籍、国家历史、性别、性取向、年龄、会谈背景以及围绕背景的各种预期，如在一种建构中我所能代表的来访者的部分、可能影响来访者对治疗师看法的社会政治时事，以及可能出现在会谈中的阶层和经济地位问题。在首次会谈中我们不是中立的。许多因素会立马出现，甚至有一些因素已经在首次电话接触时便掺杂到关系之中。预移情（pretransference）的概念与这些有一定的关联，它指来访者在见面前依据任何可获得的线索来构建对你的认识，有时甚至通过某位认识你的朋友所做的评论来建构对你的认识。预移情有几个可能的来源：来访者会通过你的名字、你在电话里的声调和口音、网上调查以及会谈前得到的将影响其印象形成的其他线索来组织你的形象。如今，来访者说“我用 Google 查过你，发现……”是再寻常不过的事情了。

允许来访者探索其知觉的含义及其对治疗联盟的意义是十分重要的。我们经历过这样的例子：一位黑人来访者在初次会谈时意识到治疗师是一个南非白人，会觉得与一个代表压迫和种族隔离制度的人一起工作而缺乏信心；一位转介给德国治疗师的老年犹太人会不确定如何能与跟大屠杀相关的人一起工作（尽管这种关联涉及的是其祖先）；一位白人来访者在见面前不知道自己的治疗师是黑人，当会面时会觉得不确定她是否能够理解自己作为白种人的经历；一个老太太被转介给“看上去与我女儿年纪相仿”的治疗师，她会说“我怎么可能从你这么年轻、生活经验如此少的人身上获得帮助呢？”在这些情况下，治疗师冲动地反驳来访者的第一印象或提供证据抵制这类似乎是投射的指控都无益于治疗联盟。它会耽误一项重要的日程工作，抑或使来访者直接终止治疗。开放性的探索在治疗上已经足够，它能为未来富有成效的工作提供最好的土壤，或成为继续转介的建设性基础。

60

移情技术的不同观点

移情是一个源于精神分析的概念。从人本主义的视角，克拉克森（Clarkson，1992）和麦基翁（Mackewn，1997）都简要总结了处理移情的不同方式，为正在发展个人风格的整合心理治疗师提供了非常有用的对照表。我们在这些总结的基础上进行讨论。

允许、诱发与解决移情

这些选择往往跟精神分析的治疗方法相关。心理治疗师允许移情的发展，并主要通过解释的方法处理该过程。一些治疗师还会通过询问来访者对自己的反应来主动诱发移情。为了解决移情，治疗师需要允许移情发展，以便来访者能进入“客体使用”（object usage）阶段（Winnicott，1968/1989）。在这个阶段，来访者对治疗师的体验可以用投射到当下的过去经验来描述，并能得到处理和解决。然而，正如格林伯格（Greenberg，1999）所指出的那样， 各种不同类型的客体使用开始在这里发挥作用：“如果分析师不能被体验为新客体，分析永远无法步入正轨；如果他不能被体验为旧客体，分析永远不会结束。”处理移情的过程耗费时间，通常属于长期治疗的领域。

保持对当下的探索姿态

麦基翁（Mackewn，1997：96）强调采用“试探性和现象学的立场——既不把来访者的反应当作移情，也不排除那样的可能性”。在这一过程中，你可以接纳来访者对事件的知觉，同时探索在当前交流或背景下什么可能引发了这样的反应，“真正地在当下进行回应”。许多完形治疗师会采取这种方法。这将包含对关系“此时此地”的关注，也包含了麦基翁（Mackewn，1997：96）提到的另一种可能：“你们可以共同探索一种让来访者或者你（抑或双方）透过过去看待当前的事或人的可能。”这些方法都将促进“真实关系”的发展。

有利于真实关系的忽视、避免或减轻移情

我们将前一种方法与完形、存在主义和以人为中心的方法相联系，而另一种与之密切相关的方法是将忽视移情作为一种有用的治疗概念或方法，并且作用于当下在治疗室的会面中。我们相信完全忽视移情是不可能的，因为我们都有基于过去经验的组织原则。但是我们可以通过参考当前现实和将讨论带回到真实关系中来把移情减到最轻。这将往往需要治疗师某种形式的自我披露。默恩斯和库珀（Mearns & Cooper，2005：53）强调在关系深度层面开展治疗而不依赖于移情的概念。他们强调相互分享，认为：“在治疗关系中，这种程度的互动所产生的有趣结果之一就是，在这种水平的持续关系中绝对不存在移情现象。”他们认为，经典精神分析中处理移情的方式是“基于分析师在移情水平上所维系的相对浅层的关系，它有效阻碍了关系深度的呈现”。虽然从治疗师的角度强调对来访者的共情与在场的重要性，然而只有治疗师的反应能力与来访者的反应能力相适应，才能共同创造会谈过程。这就是我们将其视为真实关系的核心，以及减轻或忽视移情的原因。

暂时中断移情

克拉克森（Clarkson，1992）探讨了一些例子，当来访者在临近治疗结束时，处于十分愤怒或受伤的状态，可能需要提醒他时间的限制，并引导他回到成人自我状态。她列举的另一个例子是，当来访者像小孩一样征求许可时，治疗师拒绝承担父母的角色，再次引导来访者的成人自我，以避免纵容“孩子的需要”。这些例子

提供了引导个体回到治疗联盟的策略，从而使治疗师不被等同于“旧有客体”，治疗进程得以继续。不过，治疗师中断移情的风险是，来访者会把这种体验当作一次治疗联盟破裂。

转移移情

在某些疗法中，比如完形治疗和交互分析疗法中的再决定疗法（redecison therapy），一些特定的技术（如空椅子技术）被用以转移移情和外化内心活动，以凸显个体不同部分的内在冲突。与在治疗师和来访者中诱发移情不同，治疗师会邀请来访者“让你的父亲/老板/权威坐在一张椅子上”，并“让你自己坐在另一张椅子上”，开始双向对话以显现其内心活动，并确定相关的内在投射。通过这样的方式，治疗师“转移”了移情，并且鼓励来访者承认其投射。当来访者了解移情的本质时，这种技术非常有效，但是当移情与早期发展或从未表达过的经验中的非言语部分相关时，这种技术也可能被认为是无关紧要的甚至令人感到压迫。在这些情况下，来访者将会体验到与治疗师相关的移情感觉和感受，此时他们需要在治疗关系内得到直接处理。

61

移情的重复及自体客体视角

我们曾提到移情的“自体客体”和“重复性”之间的区别（Stolorow & Atwood，1992）。玛丽安·托尔平（Marion Tolpin）从自体心理学的角度，将移情在自体客体维度称之为“生长边缘或前沿”，在重复性维度下称之为“后缘”（Tolpin，2002：167）。她坚信，我们在治疗中需要对两个维度都有所了解。她将前沿的移情定义为“尽管是以挫败的、受阻的、被破坏的脆弱形式存在，但在潜意识深处仍保持健康的童年发展的移情”。我们需要在这些“奋力挣扎的脆弱形式”出现和成长的过程中给予关注和支持。这样，我们才能重新获得发育成熟的动力。至于“自体客体”维度，来访者会在治疗师的身上看到镜像化、理想化或孪生自体客体的需要（Kohut，1984），这些自体客体需要与发展过程并不协调，但是将通过内化心理治疗师持续的共情从而治愈童年期的自体客体创伤。重复性维度与个体的核心人际图式及其脚本相关，尤其当它与过去不愉快的经历相关时。这种观点与移情的传统定义较为接近，即认为来访者将过去的关系转移到当下。

移情的这两个方面不断摇摆，以致在很多时候其中一个可能较为突出，而对另一个则缺乏关注。因此，对治疗师来说，重要的是在干预过程中同时重视两者。比如，“你说今天你不想参加治疗，但是你还是努力来到了这里”“我理解你有合理的理由生气，因为今天我没有在你到这儿时像往常那样对你微笑，对此我能明白当你进入这个房间时，我的亲切问候对你来说有多重要”“我意识到你非常难过和生气，因为在上次治疗中你觉得我没有为你的利益着想，今天你来到这里并告诉我这些，这对我来说真的非常重要。我相信我们能好好谈谈”“你说你不想自救，但你如今就在治疗师的房间里，我很好奇是什么让你来到这里”。通过这种方式，移情的两个方面都能被觉察到，因为在个体的回应系统中这两方面都很重要。当来访者认为治疗师理解了自己时，自体客体维度才会显现出优势。当个体在交流过程中感到迷失和难以适应时，重复性维度就凸显出来。鉴于此，治疗师必须警惕治疗联盟破裂的发生，运用创造性的方式处理该问题。之后的关键点将更深入地探讨这一主题。

62

内隐和外显关系

与来访者的每次互动都同时包含了外显的言语交流和内隐的非言语交流。波士顿变化过程研究小组（the Boston Change Process Study Group，2008：125）用“内隐范畴”（implicit domain）和“反思言语范畴”（reflective-verbal domain）两个术语来描述相互作用的这两个方面。他们认为“内隐的关系知觉”或者“了解如何与他人相处”是程序表征的一种形式，属于在与重要他人的互动中在无意识水平所获得的关系知识。他们强调，这样的认知可能从未进行过符号性编码，它既是情感的也是认知的，且“往往在缺乏关注和意识体验，未将其转化为语言时起作用”。在语言方面，我们将经验符号化为语言，并构建给我们的经验赋予意义的表述。内隐认知是一个终生过程，不只属于语前阶段所获得的程序记忆。大多数情况下这种内隐的关系知觉将在无意识水平影响我们的关系风格。然而，当我们从一种文化进入另一种文化，内隐的“规则和程序”与我们本身的文化不同时，我们可能立马察觉到关系知觉的本质。内隐的和外显的交流之间可能存在巨大的差异。

完形治疗和其他躯体疗法中的躯体觉察工作关注将这种差异带入意识层面，探索其重要性，从而将未在意识层面、可能阻碍个体享受美满生活的需要、情绪或体验显现出来。完形治疗的核心是聚焦于来访者在环境中与他人接触和回避交流的独特风格。完形治疗师会认真观察外显言语线索和内隐身体线索，这些是从来访者与周遭世界接触以及分离或阻断该关系过程顺利发展的方式中所反映出来的。“接触的习惯性风格……或许维系了行为的固有模式，这些行为抑制或转移了个体过去因某种原因无法接受的需要或感受”（Mackewn，1997：105-106）。通过关注不断提高的身体意识，治疗师能逐渐帮助来访者将那些被压抑或从未用语言表达的愿望、需要和感受表达出来，为其带来生命中更多的创造性选择。

63

共同创造的潜意识或“第三主体”

关系潜意识的概念是心理治疗中双人方法的核心。在当代许多关系心理分析文献中，关系潜意识被称为“第三主体”（analytic third）。格尔森（Gerson，2004）认为，关系潜意识是任何两人关系中的基础部分，它由两人互动共同构建，反过来也会影响两个人主观经验的发展过程：

> 这样理解主体间性（intersubjectivity）和关系潜意识会更贴切：个人在未察觉出他人愿望和恐惧的情况下与之进行交流，并通过相互调节的无意识部分和寻求对个人主体性的认识和表达来组织关系。
>
> （Gerson, 2004: 83）

奥格登（Ogden，1994）指出了治疗室中的三种主体性：精神分析师的、被分析者的以及“第三主体”。第三主体既不属于治疗师也不属于来访者，而是同时属于双方。

移情和反移情的过程在共同的潜意识过程中紧密联系、不可分割，因此要区分“哪些部分属于谁”以及哪些属于双方是一个挑战。我们可能在治疗互动（therapeutic interaction）中感到焦虑，并承认我们对来访者有些焦虑。但是，很可能来访者也压抑了对治疗关系的焦虑。因此，焦虑是治疗室中的两个人共同创造的。当这一过程大量发生在意识觉察范围之外时，挑战便出现了。如果我们回顾反移情的反应，我们可能很好地察觉到在治疗室对话过程中未被提及的部分。这可能以暴露压抑部分的形式表现出来，或者呈现出来访者至今还未表达的部分。源于关系潜意识或“第三主体”的内容可能在行动化（enactments）中体现出来。“行动化”这一术语用于强调该过程共享和共创的本质，与“见诸行动”（acting out）这一术语截然不同，后者往往引发粗俗和戏剧性的行为，并且不承认这些行为总是共同创造的。行动化可能标志着治疗的僵局，此时我们已囿于治疗过程而找不到出路。当第三空间包含了治疗联盟破裂时，在继续治疗前需要对它引起足够的重视。这就是有关行动化和治疗僵局的文献中所使用的治疗中的第三主体的概念。格尔森（Gerson，2004：78）认为第三主体是用来指一种分析空间、一种对话的共享空间和一种心理空间的质量，它提供了“一种互相承认的反思空间”，并使治疗得以发生。这一治疗空间的共同创造性被视作有效工作联盟的核心。我们认为这与布伯（Buber，1923/1996）“之间”（the between）的概念相似，海克纳（Hycner，1993）认为它是完形心理治疗中对话的核心。

“发展性第三主体”（The developmental third）是进入共享反思空间的能力的先驱，也是福纳吉等（Fonagy et al.,2004）描述的儿童心智化过程的里程碑。赖特（Wright，1991）指出，发展性过程是指儿童从源于母亲眼中的对自己的认知转移到尝试获得来自于外界的第三者视角，即父亲的视角（或者母亲–儿童关系之外的重要他人）。在这一过程中，儿童开始从外界和他人视角发展出对自身的认识，这将帮助他理解他人如何看待自己，并逐渐理解不同观察者同时产生的多样化描述。这正是个体逐渐获得多元世界观，理解差异性的过程。如果这种反思或心智化的能力被早期的关系创伤所损害，那么个体将难以评价他人以及自身对他人的影响。

“文化性第三主体”（cultural third）存在于治疗关系之外，它往往在意识之外，但经常以强有力的方式影响治疗。我们将它看作广义上文化的、政治的和社会的力量。比如，如今对儿童性虐待和家庭暴力等问题不断提升的意识和公众对话，使受害者能够比以往更容易获得服务。我们将自身特定的文化和种族背景带入治疗室，在那里存在许多需要重视和处理的明显差异。然而，在我们分享表面上的相似之处时，某些文化假设会被治疗师或来访者视作理所当然而忽略了经验中的个体差异。心理治疗的文化也会影响治疗室中我们和来访者的治疗进程。西方的心理治疗方法也因其存在的文化偏见而被批判。按照拉戈和汤普森(Lago & Thompson，1996)的说法，“治疗中的成长过程是要抛弃或摆脱被认为是消极的父母、家庭和社会的影响作用”。

64

互惠性相互影响：两人心理学

至此，我们所谈及的一切强调了在关系交流框架下两人心理学（a two-person psychology）的重要性，这种框架意味着任何一方都无法完全与另一方相分离。但这并不意味着一人心理学（a one-person psychology）就不重要，而是说两个人之间的张力在强调自我、他人和相互调节的治疗工作中非常重要。特瓦森（Trevarthen，1993 & 2001）尤其强调基于和谐沟通过程中的互惠交流之上的语前主体间性的共同思想的重要性，其地位也获得了其他研究者的认可与支持（Beebe et al.，2005）。认为该过程不只是一种“匹配”回应的观点十分重要。匹配可以发生在积极或消极的情感状态下，实证研究也指出了母亲和婴儿间某些匹配带来的消极影响，比如，当抑郁的母亲与孩子交流时（e.g.Field et al.，1990）或匹配的质量不断恶化时（Beebe，2000）。斯特恩（Stern，1985a）关于情感协调的研究证明了母亲和婴儿间运用交叉模型进行沟通的重要性，同时也指出了在和谐关系中扰动（perturbation）的重要作用及其对发展的重要性。

鉴于从婴儿实证研究中获得的发展性观点的重要性，我们需要考虑在整合心理治疗过程中它们变得有意义的原因。首先，我们认为时间的线性概念需要被置于治疗情境中，因此对非协调或匹配不当的交流的早期经验能从治疗师和来访者的当前经验中被分辨出来。由于大多数这些经验的语前特性，它们似乎无法在临床情境中被迅速识别，因为这些交互作用可能是治疗师和来访者之间在无意识的情况下共同建构的。但是，对于协调和非协调的过程关注可以凸显出谨慎反思并共同建构与当前相关的新的、更有益的形式。然而，关键是要认识到治疗师和来访者是处于一种相互影响的过程中，并不断地就它们之间的联系和不同之处进行协商。

65

整合心理治疗中的时间概念

时间问题有多种不同的处理方式。首先，正如之前强调的，开展治疗工作时要将线性时间的观点放在一边，而关注迈克尔·雅各布斯(Michael Jacobs)所说的“当下的过去”（the presenting past）（Jacobs，1986）。其假设是，治疗中所讨论的问题虽然可能产生于早期经历中，但可能会在咨询室与治疗师的互动过程中以某些形式展现出来，可能体现在对于那些治疗师自己也切身感受过的某些困难的共同建构的过程中。通过对当下会面的探索，就可能分辨出交流中的微妙之处以及在当下情境中旧有模式改变的方式。我们之前的许多关键点中表明了采用该观点进行治疗的复杂性和可能性。

时间问题的另一方面，与治疗过程的可能长度以及长期治疗和短期治疗的差异有关。在当前基于预算和候诊管理的考虑而倾向于推广短期疗法的政策氛围中，这一问题尤为凸显。关于“多长才足够”的问题已经成为研究中的关键点，研究者对此各执一词(Barkham，2007)。我们认为更好的方式是，基于时间或金钱等的限制，与来访者一道探索处理当前问题的最佳途径（Elton Wilson，1996），但这并不意味着该方式适用于所有的情境。重要的是避免某些流派中所流行的假设，即认为疗效的发生需要一段特定时长的时间，或者对治疗效果持有过度乐观的态度。我们的经验是，如果实践者和来访者能以创造性的方式应对挑战，在相对短的时间框架中便可收获良多。

66

包容：治疗的过程性目标

心理治疗的核心过程性目标被布伯很好地阐述为“包容”（inclusion）（Buber，1923/1996）。该过程让我们发展了既能置身于自己的经验之中，同时又能进入他人世界并对其保有敏感性的能力。这一能力使我们能够评估和觉察我们对他人以及他人对自己的影响，并认识我们与他人在感知上的差异。“包容”的概念产生于当代的对话心理疗法，并得到了该疗法的详尽阐释。海克纳（Hycner，1993:20）解释道：“包容是既能转变到另一边，也仍能集中于自身经验的反复过程。”对关系过程的元系统视角能够让治疗师（其后是来访者）在与他人互动的过程中审视自身，并保持对环境因素的敏感性。我们认为这是治疗中来访者治疗的过程性目标，同时也是治疗师的一种重要的关系技巧。“当来访者能够思考并成功运用‘包容’，能从医生的角度体验事件时，特定的‘治愈’关系就可以结束了”（Buber，1923/1996：167）。

我们认为，包容的概念与“心智化”和“反思功能”两个概念相关。福纳吉及其同事（Fonagy et al.,2002）将后两个概念描述为“想象自身和他人心理状态的能力”。从本质上讲，它是指发展一套心理理论，并且承认他人在心理和情绪功能上与我不同的能力。运用反思功能的能力是运用“包容”前的必要阶段，“包容”要求对自身功能具有坚定的认识，同时还能考虑和承认不同个体的功能。功能障碍源于无法平衡主体自我、经验自我和他人自我的关系，其中他人自我的经验需要个体从他人视角而非个人视角加以认识。福纳吉等（Fonagy et al.，2004：200）运用“精神等价”这一术语描述这种过程：个体认为自身的内在经验与外在事实相匹配，仅仅是因为他感觉如此。在这种状态下，他将不会考虑与之冲突的证据，或者甚至不考虑自身体验可能与他人不同的情况而无法实现包容。

67

关于创伤的整合方法

理解和应对创伤的整合方法需要关注身体过程、心理过程、基于调节模式的早期关系过程的作用以及治疗师和来访者当下的关系。因此，来访者自身（包括治疗师自身）以及治疗双方的许多外显和内隐的过程都成为重要的考量因素。正如我们之前所提到的，了解早期依恋经历十分重要，它有助于洞察来访者既定的调节模式以及它们在治疗情境中如何演变。此外，需要强调的是，在治疗师和来访者的关系互动中建立新的调节模式也很重要。

合作性的态度能让来访者在治疗过程中感到充满力量，这是在创伤经验的无助感和无力感中所缺失的关键因素。合作立刻将个体能动性纳入治疗框架，预示着改善的可能性。同时，我们知道，在创伤经验的情境中，许多来访者无法得到关于身体发生了什么的重要信息。因此，我们建议提供适当的心理教育，以分享有关人类“耐受性窗口”（Siegel，1999）的重要信息以及极端生理唤醒所带来的影响。经验告诉我们，来访者乐于接受这类信息分享，因为这对他们起到了重要的作用——让他们认识到很多应激反应都是正常的。

虽然评估需要考虑以上所有方面，我们认为，恰当的治疗需要基于来访者所呈现的特定问题，而不是提供某个混合的或单一的方法。比如，对一个由于交通事故表现出创伤症状但有着安全依恋史的来访者，以及对一个由早期紊乱型依恋和严重失调经验引起自我伤害的来访者所采用的治疗方法大为不同（更多细节可见前文相关内容）。虽然这给整合治疗师带来了关于获取有关知识和经验的挑战，但我们的初衷是希望能带着基于最新研究和治疗概念化的前沿信息来开展治疗工作。

68

治疗联盟破裂：研究和临床视角

萨夫兰（Safran，1993）在一篇治疗性对话的分析中描述了三种类型的治疗联盟破裂。

（1）来访者用自己建构事件的方式而误解了治疗师所说的话，即个体按照符合其在关系方面的核心人际图式或基本思维方式来理解治疗师的回应。比如，个体可能对大多数人认为具有促进性的干预感到有威胁。

（2）治疗师卷入了来访者处理关系的一种独特的“功能失调性人际认知循环”。在这种情况下，治疗师和来访者都陷入了沟通不畅的恶性循环（Goldfried，1995b）或交互分析中所说的“游戏”（Berne，1961）。这样的交流循环具有自我延续性和重复性，会强化个体的消极自我评价。

（3）治疗师拒绝进入这样的消极功能失调模式，实际上也就是拒绝参与这一游戏。个体可能感到被误解，因为她没有得到通常期待的、符合自身核心人际图式的回应。

在这些类型中，在治疗互动中关注来访者的感受和受伤感的意愿对治疗过程很重要。失去协调或共情失败也常常用来描述这些过程。修复的过程对来访者来说非常有触动性且具有治愈性。毕比和拉赫曼（Beebe & Lachmann，2002）就婴儿与照料者的关系展开研究，发现了对成人治疗非常重要的三条前符号内化

（presymbolic internalization）准则：相互调节和自我调节的整合；破坏和修复的准则；高度情感化时刻的重要性。他们区分了发生在日常交流中的“标准分离”和轻微失调，这可能包括或者不包括违背预期。在母亲－婴儿二元关系中，这些往往能被发现并立即纠正。更严重的破裂涉及严重违反预期的行为，可能导致自我保护图式的建立，以此作为避免伤害和失望的方式。斯托罗和爱特伍德（Stolorow & Atwood，1992）指出，这类失败的发生可能由于治疗师和来访者的互动准则存在冲突，而治疗师不能充分理解来访者的观点。我们认为，治疗联盟破裂常发生于治疗师对于关系损害完全坚持或专注于自己的观点。萨夫兰和穆兰（Safran & Muran，2000）指出，这一领域存在一个重要的观念转变，即“将治疗僵局视作了解患者关系图式的窗口，而非要克服的障碍”。这一观点与凯斯门特（Casement，2002）的“从错误中吸取教训”的呼吁不谋而合。

69

作为研究者的整合心理治疗师

富有好奇心对于本书所述工作非常重要。在我们看来，优秀的实践者需要借鉴新近研究，并要就自身概念化和实践的发展方面做出回应。从这个视角来看，实践者的发展处于持续发展和变化之中，从而确保我们与来访者的工作方法与时俱进。除了借鉴新近研究来指导实践外，我们建议在目前已有基础上对研究和实践进行更深层的整合（O’Brien & Houston，2007；Cooper，2008）。我们认为，有能力的心理治疗师和研究者似乎都具备一些关键技能，尤其是“批判的主体性”（critical subjectivity）和“创造性的冷漠”（creative indifference）的态度。在这种态度下，对来访者问题的回应或咨询的潜在领域才能得到最理想的评估，并且识别哪一种方法才能为来访者及发展中的认识提供最佳服务。在当前的氛围下，临床治疗师面临着日益加剧的压力，难以证明他们自己的心理治疗方法是有效且有用的。如今，我们看到，越来越多的学者致力于将治疗活动的潜在方面反映在研究中。我们鼓励所有临床治疗师都参与到这一发展进程中。

70

发展整合治疗的个人独特风格

每个整合心理治疗师发展出整合实践的个人体系十分重要，这也是我们的基本信念。整合心理治疗师如何开展整合实践工作，需要与其自身的背景、人格、治疗风格和治疗框架相协调。我们坚信，有多少个整合心理治疗师，就有多少种整合风格。同时，我们认为，既要严密关注一致的整合理论模型的发展，也要关注与概念化相一致且与来访者需要相符的策略和技术应用的发展。在此前的关键点中，我们已经强调了许多共同因子或共同准则，这是所有整合心理治疗师所了解并在很大程度上遵守的。然而，我们也关注到特定治疗师回应特定来访者的方式的重要性，以及对该过程的反思可能影响治疗结果的方式的重要性。因此，有必要按照来访者和治疗师自身的方式对来访者－治疗师相互影响的特性进行评估。我们赞同奥布赖恩和休斯顿（O'Brien & Houston，2007）的观点："整合绝不能被迫仅仅成为治疗的又一类型。关于整合什么以及如何行动，并没有严格的限制。"虽然这种观点与一些关注方法的研究团体的兴趣相冲突，但是我们相信，当富于挑战的实践者跳出某种特定方法的舒适区时，这种观点可能为来访者提供更好的服务。

100 KEY POINTS

整合疗法：100 个关键点与技巧

Integrative Therapy:
100 Key Points & Techniques

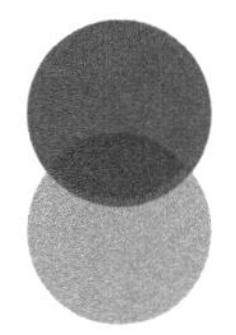

Part 7

第七部分

整合心理治疗的技术和策略

71

内隐的关系觉察：自我与交互调节

我们已经从之前的内容看到，那些在治疗师与来访者之间传递的许多东西，发生在经验的内隐水平。这可以部分被关系交换的神经科学观点所解释，这种关系交换基于镜像神经元的活动和从右脑到右脑的沟通过程。通过这个过程，每个部分会影响特定二元关系中的其他部分，这导致了调节过程的一种特定形式。在这里，对心理治疗师来讲，一个关键的挑战是，主要的交流将不是基于有意识的语言交流——我们正在运用的是“沟通疗法”，而不是“谈话疗法”。斯特恩对于在治疗背景中研究这些沟通过程，以及之前描述的从婴儿研究中做推断有特殊的兴趣（Stern & The Boston Change Process Study Group，2003）。他强调了“适应性振荡器”（adaptive oscillators）在治疗师与来访者主体间关系中的重要性。他将这些描述为“在不同肌肉群中的小时钟，可以与外面的事物同步，也可以随时重新设置，以便它们同步进行”。在这里，我们可以看到治疗师与来访者参与其中的、深刻的、基于身体的过程，这被斯特恩称为 “心理生态学”（psycho-ethology）的一种形式。参与这个过程意味着，治疗师首先要接受内隐关系交换的观点，这绝非易事，因为很多心理治疗培训的形式都会强调表面上起控制作用的言语交流。运用内隐过程开展治疗意味着治疗双方处于一个自发交流的、即兴的且共同创造的低自我控制的过程。

这种主体之间的交流，经常在斯特恩所描述的“此时此刻”（now moments）中被强调（Stern，2004），可以被看作是治疗活动的核心，它为超越来源于过去经验的僵化关系形式提供了机会，也反映了在母亲与婴儿之间健康的、安全性依恋的交流。按照斯霍勒（Schore，2003b）的观点，针对一种互动模式，治疗师与来访者之间开始产生共鸣。斯霍勒也指出，治疗可以被视为一个基于相互投射认同所共同建构的场域（Schore，1994 & 2003b）。在斯特恩的一个临床案例中（Stern，2004），他告诉我们一位正在进行精神分析心理治疗的来访者，她因为躺在长椅上，不能看到治疗师而沮丧。在这一点上，经过大概接近 2 年的治疗之后，来访者对此变得愤怒，她站起来并转过去看着治疗师的眼睛。他们彼此对视，陷入很长时间的沉默，直到治疗师突然说出“你好”。治疗师原本不知道这个单词如何以及为何出现，这就是一个自发出现的单词。自此之后，治疗师显著地改变了治疗风格，直到这次治疗结束的许久之后，来访者才报告说，她是如何从那刻起理解到治疗师是站在她那一边的。毕比和拉赫曼（Beebe & Lachmann，2002）基于大范围的婴儿研究，也提供了一些支持这种交互和共同调节过程的优秀案例。从弗里茨·皮尔斯和完形治疗流派中（Fritz Perls et al.，1952/1994）也能够学习到大量即兴的案例。在我们作为心理治疗师（尝试以这种方式开展工作的治疗师）的培训师和督导的经历中，我们发现，这需要积累一些经验，也需要督导的支持，来使治疗师能够在理论与角色之外感到更舒适，并且使得他们能够更加自发地对来访者的表述做出回应。这并不意味着凡事都这样，而是说，治疗过程的即兴发挥应作为一个关键的理论和临床理念而被接受和运用。

72

治疗中的潜意识过程和未被系统阐述的经验

斯托罗和爱特伍德（Stolorow & Atwood，1992）这样描述潜意识心理过程中三个相互联系的层面：

①前思潜意识（*the prereflective unconscious*）——无意识地塑造和提炼个体经验的组织原则；②动力潜意识（*the dynamic unconscious*）——那些被拒绝表达的经验，因为认为它们会威胁到那些所需要的联结；③未确认的潜意识（*the unvalidated unconscious*）——那些无法用清晰的语言表达出来的经验，因为它们从未唤起过周围环境的回应。

关于前思潜意识，我们的组织原则产生于内隐关系知觉，这一知觉源于父母的榜样和行为，也源于更加意识化的、有关如何对我们的世界做出反应的学习。这些组织原则在意识觉察水平以下运作，形成我们对他人和事件的认知。斯托罗和爱特伍德强调，精神分析师通过“持续的共情询问”（sustained empathic enquiry）所进行的“探究行为”（Stolorow & Atuood，1992：33）是一种能够让这种准则显露出来并使我们能够反思和改变它们的方式。我们相信，交互分析中处理“受污染的想法”的过程和认知行为疗法中面对“非理性信念”的过程都是我们应对这些出现在意识层面的假设的方式。但是，首先对来访者或者他生活中的个体进行共情询问是非常必要的，这样他关于这些不变的组织原则的意识才能够被仔细地观察并产生新的行为。

动力潜意识指性压抑、俄狄浦斯情结（Oedipus complex）或是进攻性的破坏性冲动这些经典的过程，它们通常被压抑着，因为它们不被周围的成年人所接受并且威胁着我们和重要他人的关系。斯托罗和爱特伍德（Stolorow & Atuood，1992）坚持认为动力潜意识主要通过阻抗分析得以转化。当治疗师探索来访者在移情过程中的期待和恐惧时，即来访者的情感和渴望被原始情境中相似的消极的创伤性反应所满足时，由于安全区逐渐扩大，在这个安全区内来访者之前被分离的体验能够被显现出来并进行整合，治愈的过程便会渐渐发生。由此我们能够看出两者的关联：先运用共情询问，然后在来访者更加接纳且更能够承认先前否认的体验时逐渐引入解释。

未确认的潜意识是那些无法用语言表述的无意识经验。斯托罗和爱特伍德（Stolorow & Atuood，1992）相信这个领域对于那些经历严重发展异常的来访者尤为重要，因为他们没有得到本该有的机会来表达他们的知觉经验、情感经验和他们的主观世界。他们认为潜意识的这个方面在治疗关系的自体客体移情中得到了验证。我们相信未确认的潜意识领域就是博拉斯（Bollas，1991）所说的无思之知（unthought known）："这个不能被语言表述的成分就是无思之知，来访者知道，却无法思考它。"治疗师更像是一位母亲，鼓励来访者找到与其经验相符的语言。关于这一方面，博拉斯还补充道："我认为精神分析师更多地直接运用他自身的经验来进行分享是必要的。"博拉斯认为，来访者希望有一天能够了解到超出认知的经验，从而这些经验最终能被认知，然后遗忘或是进行心理整合。这一过程"可能通过来访者特定类型的深度沉默，或是通过来访者努力说出内在体验从而被感知来显现"。

我们可以看到完形治疗觉察技术是如何逐渐支持来访者找到语言来描述他未确认的潜意识过程中的无思之知的。斯特恩（Stern，1983）也将这一层次的潜意识称为"未系统阐述的经验"（unformulated experience）。这一层次的经验从未被语言表述过也不能够被自传体记忆提取，但能够保存在程序性记忆中。这些经验可能以困惑、失调或惯常混乱的状态出现在治疗过程中，引发对自身的新奇及对自我的全新探索。出于对新奇和意外之事的害怕，人们可能对用语言表述“未系统阐述的经验”产生抵抗。作为人类，我们可能更想要在熟悉的环境中获得安稳，而不是在未知的世界中冒险。

73

共情询问和共情回应：识别先于解释

共情（empathy）是以人为中心疗法和自体心理学的核心，但也被整合疗法广泛视为建立良好治疗联盟的必要因素。它包括治疗师感知、参与、传达他对来访者感知世界方式的理解和对此做出反应的过程，它代表了和来访者关联的方式，而不仅仅是一种技术（Merns & Thorne，1988：41）。科胡特（Kohut，1978）认为内省（introspection）和共情是心理观察的必要成分。他把精神分析领域看作仅仅是内省和共情方面的信息：想法、愿望、感受、幻想和焦虑（Mollon，2001）。只有坚持站在来访者的角度去解释现象,他才会产生想法,比如对自体客体移情的见解。我们通常能够通过发现共同经验来从心理上理解别人。科胡特（Kohut，1990）认为精神分析师需要暂时投身于对来访者精神世界的全然共情中，同时又不丧失冷静审视自身已有经验的能力，以使自身与来访者产生共鸣。通过这种方式，共情询问和共情回应能使治疗师获得对来访者心理过程的宝贵理解。科胡特还使用了“替代性内省”（vicarious introspection）这一名词（Kohut，1984：82）。“对科胡特而言，精神分析疗法的本质是通过和一个成熟的自体客体进行共情接触，在治疗的理解阶段以后伴随着解释，从而逐渐获得心理结构”（Lee & Martin，1991：116）。科胡特对于共情的中心作用的强调，对以解释为主的传统精神分析学家是个挑战，但对于传统的人本主义学家来说并不意外。

所有需要处理有破碎自我过程的来访者的治疗师都会对科胡特（Kohut，1977）阐述分析阶段的方式感兴趣。首先，他建议我们运用共情回应，从而让来访者感到被理解，只有这样，随后才会有余地去解释在来访者内部世界起作用的特定动力因素。从这个意义上讲，传达对来访者的认识和理解应先于解释和阐述。对一些来访者，他认为长时间的理解先于动态遗传解释（dynamic genetic interpretations）会更适用于来访者。这个过程的最初阶段帮助了在发展中受阻的自我结构的形成，并且巩固了自我观念，使个体有机会去处理和整合这些解释。

74

共情协调

我们已经强调了治疗师和来访者之间共情协调（empathic attunement）的重要性，它不仅处于首要位置，支持着治疗联盟的发展，本身还是一个潜在的治疗因子。研究已经不断地证明了共情协调和治疗结果之间的关系（Bohart et al.，2002）。那么，关于这个过程如何更好地在治疗双方关系中展开的问题就出现了。正如我们所见，内隐关系转换是这个过程的关键，就像基于身体的沟通并不一定要反映在治疗师和来访者间的言语交流中。共情体验的构成还具有复杂性，它可能不仅意味着治疗师要进入来访者的内心，与之类似，还需进入关系的内部（O’Hara，1984）。这意味着治疗师偶尔会通过看上去非共情的方式来增加共情，例如，在关注和评论来访者的情感状态会令人反感的情况下。我们都曾经历过这样的情形，尤其是处理那些不能够说出他们的情绪和超出意识经验的来访者时。在这些情况下，治疗师需要极度敏感，并且不能立刻跳出来说类似“我能理解你有多么悲伤”这样的话，这样会突出来访者不具备有意识体验这样的情感的能力。

考虑到这些复杂性，治疗师对他们基于身体的回应要有足够的自信，而且要相信这些回应总会被来访者所接收，这是很重要的。我们教给学生这个过程的方法是邀请他们参与到一系列两人一组的练习之中，练习对来访者的非言语回应。在每个二元关系中，作为来访者的人被指导想像情绪激动难以相处和有挑战性的情境，安静地坐在“治疗师”对面体会这种情绪。作为“治疗师”的人被指导去感受沉默过程中他们身体内发生的一切，然后用一个声音或手势做出回应。通常来说，每一个个体都会为体验的准确性以及非言语共情这种深刻的沟通方式感到惊奇。这种形式的练习促进了自信的发展，增进了对于治疗师的任务是“理解体验而不是语言”的这种观点的认识（Bohart et al.，2002：102）。

75

性、性别认同和性取向

“男性”和“女性”“阳性”和“阴性”不仅指生物实体，还指社会建构的语言——我们生活在一个性别化极强的社会，在这个社会里我们很难把一个人与其所处的社会、背景及由其自我和他人的性化占主导地位的环境区分开来（Foucault，1981）。应对这个领域也很难忽略权力问题（O’Reilly Byrne & Colgan McCarthy，1999）。很多咨询领域的学者指出了不用二分观点看待性的重要性，而这样做就挑战了那些过于简化的、起源于弗洛伊德（Freud）针对俄狄浦斯情结的概念所阐述的观点（e.g.Benjiamin，1995）。我们还生活在对心理动力和压抑的意识与日俱增的时代，基于对在治疗室中让压抑通过行为表达出来的这种方式的认可，形成了职业指南（e.g.American Psychological Association，2000）。我们还需要反思医疗模式背景下功能障碍的社会建构特性，以及“自厌型同性恋”（ego-dystonic homosexuality）仅在1973年被移出美国心理学会的精神疾病名单这一事实（Wilson，1993）。所有这些因素对心理治疗师提出了一个重大的挑战，尽管我们认为一个整合的参照框架的任务是综合这些不同的观点并且解决它们之间的矛盾。

一个经常被提及的问题是关于治疗师和来访者的匹配问题，也就是说，是否一个女同性恋、男同性恋或双性恋来访者可能会和有相同性取向的治疗师有更好的配合呢？一些证据支持了这个观点（King et al.，2007），尽管这些数据可能反映了与性取向无关的更多复杂因素，诸如治疗的特定问题和治疗师在这些问题上的共情能力。这一点也在那些试图探索女同性恋、男同性恋和双性恋来访者的观点的研究中得到检验，并且与他们所发现的对治疗最有帮助的因素相关（Burckell & Goldfried，2006）。处理这些问题要求治疗师能够反思他们自己的态度和价值观，包括那些可能潜伏在经验的更深的潜意识领域中的以及可能被一系列社会建构所支持的态度和价值观。在治疗空间所展开的主体间框架中，我们还需要仔细回顾在处理与性相关的问题（sexual material）时来访者和治疗师被唤起了什么（情感或体验）。在这个意义上，我们认为由治疗师和优秀的督导公开讨论和挑战这样的问题至关重要。

76

身体觉察技术

我们已经强调了具身表达的重要性，以及经验的很多方面都不能被有意识反思的事实。我们的身体能够传达重要的、切合正在探索的问题的信息。从治疗师的角度来看，对他们自身身体感受的觉察可能标志着对来访者的反移情反应（counter-transferential response），这些反应部分反映出与治疗师自身经历相关的问题，然而从主体间的角度来看，通常也和来访者的问题有关。在运用身体的过程中，重要的是明白这是绕过更多认知防御的有效方法，因此应该谨慎使用并尊重来访者长期建立的适应性应对方式。但是，身体觉察技术也可以使人充满活力，正如斯特恩所说的“活力情感”（Stern，2003），因而从移情和治愈的角度，其运用也尤其有效。

身体觉察技术的基础在于练习对现象的注意。来访者是怎样呼吸的？呼吸是深是浅？在讨论特定的问题时是否改变？来访者的肌紧张度怎么变化？面部肌肉或身体的其他部分有变化吗？有没有突然出现的特定手势或是动作？或者是否存在应该出现却没有的动作？所有这些问题都要求治疗师有细致的观察能力，且对于如何运用这些观察有敏锐的判断力。奥格登等（Ogden et al.，2006）讨论了行为倾向和其可能被创伤经验阻断的方式。治疗师需要找到这些被中断的倾向并思考当前可能如何应对这些倾向的方式。完形取向的心理治疗积极推动了对这些问题的讨论，并对相关技术鉴定做出了重大贡献。比如，凯普纳（Kepner，1987）回顾了大量文献中所提及的方法，这些方法帮助来访者重获对身体的敏锐感知，从而理解了之前无法理解的身体信息。乔伊斯和希尔斯（Joyce & Sills，2001）也对身体觉察技术做出了很好的综述。他们提出了一些重要的治疗建议，涵盖了增强身体觉察、使工作富于活力的方式，聚焦于身体姿势的调整，当来访者出现解离时的基础练习和多种宣泄技术（cathartic techniqnes），例如让身体的某一部分进行表达，用身体语言释放愤怒，以及解译当前未被完全意识到的身体信息。

77

治疗干预概述

在本关键点中，我们简要回顾了一系列除之前讨论内容之外的其他治疗观点，例如共情、共情协调和自我披露的使用。我们用伯恩（Berne，1966）详细描述的列表作为讨论的基础，同时也结合了我们作为临床治疗师的经验。伯恩在他的讨论中一直告诫人们，以满足治疗师自觉聪明的需求而不是以帮助来访者为目的的干预将不会获得成功。我们也从该领域内的其他研究者那里受益良多，尤其是哈嘉顿、希尔斯（Hargaden & Sills，2002）和斯皮内利（Spinelli，2007）。

现象学探索（Phenomenological enquiry）的提问或使用

在评估阶段，当我们需要获得来访者的特定信息时进行直接询问是有用的：你正在接受任何医疗治疗吗？你之前经历过心理治疗吗？现象学探索的巧妙运用可以打开来访者当下可能缺乏意识的经验领域：当你向我描述时你体验到了什么？你觉得身体什么地方感到紧张？你告诉我这个体验的时候脑海里出现了什么图像？

面质（Confrontation）

面质技术的有效使用将使来访者认识到之前被诱发但当前被回避或压抑的特定信息。如伯恩（Berne，1966）指出，面质的目的是让来访者注意到矛盾，从而在来访者的成人自我状态下予以处理。这可能会唤起来访者并使他们陷入不平衡状态，完成心理能量的释放。伯恩注意到一次成功的面质通常伴随着一个富有洞察力的笑容。“你说你不曾悲伤，但是我记得你在告诉我关于你儿子的事故时你是多么动容。”当面质在一个好的治疗联盟中以真诚交流的形式被使用时，通常是最有成效的。

解释（Explanation）

解释通常包含着对已经被引发的事情的详细描述，利用治疗师的知识可能给来访者提供一个新的视角或解释。“所以当你还是个孩子时，你决定不再主动以避免受罚，而且这对你很有效，但是现在作为一个成年人，这种早期的生存策略正在妨碍你得到你所需要的。”尽可能准确地作出解释而不是过度解释是很重要的。其目的是要强化所理解的东西，从而增强对于与自我和他人相关的失调模式的觉察。

举例（Illustration）

有时一个逸闻趣事，一个笑容，或是对比都对来访者很有帮助，尤其是在面质后强化新认识并且帮助来访者稳定下来。用这种方式来访者发现他的体验不是独特的、奇怪的，而只是普遍的人类情况的一部分。“这听上去有点像一只野兔有时期望自己能像乌龟一样！”用讲故事来阐明一个特定的观点或过程是可行的。在这里，电影、艺术、电视节目和文学都可以被利用起来。

确认（Confirmation）

通过让来访者关注与新觉察相似的体验，从而让治疗师对面质的结果进行强化。该过程需要在未经察觉的情况下完成，从而避免个体由于自己的方方面面都被暴露出来而感到羞愧。其意图是触及这个人的成人部分，并且必须小心不要使他再次受到创伤。“我注意到你不对朋友隐瞒你的喜好，而且你能更多地考虑你自己。”

阐释（Interpretation）

一次成功的阐释能够给来访者提供情感和认知上的理解，帮助他们整合之前相分离的心理部分。对于来访者而言，“提供”而非“强加”阐释是很重要的，从而来访者能够以一种吸收合适内容的方式处理信息并与之互动。正如伯恩（Berne，1966）指出，治疗师的任务是帮助来访者解译和修正之前使他分裂的扭曲部分。因此非常重要的是只提供可能的阐释，使它能被成人所吸纳并整合到一个支持全新自我的新故事中。

升华（Crystallization）

升华是对来访者的状态做一个描述、一个总结来概括正在探索的过程和来访者的选择。这是当来访者为未来做出新的选择，激动地期待着一种不同的生活方式时，帮助他们注意到被遗漏部分的方法。升华可能伴随着“一些不安和怀念，因为它意味着永久地抛弃旧方式，尝试一些新的，还很陌生且未经检验的东西”（Berne，1966：246）。

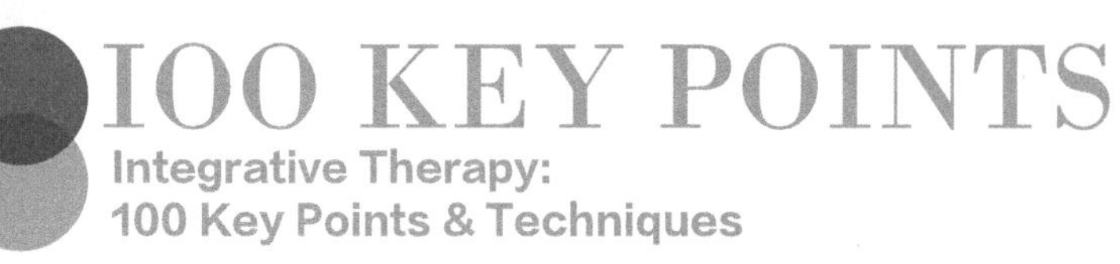

78

巅峰情感时刻：即兴与自发性

毕比和拉赫曼（Beebe & Lachmann，2002）强调了治疗过程中巅峰情感时刻的重要性，并且注意到了它和婴儿发展的相似之处。他们把巅峰情感时刻定义为那些具有极为生动面部和声音表达并伴随高度身体唤起的时刻。这些时刻被视为建立具有快速恢复能力的心理结构的方式。它们既包括按固定频率出现的时刻，也包括相对较少出现的时刻。“情感极度激动时刻的组织力……源于婴儿的分类和预期相似体验的能力以及被增强的情感本身的影响”。反过来，他们又指出，研究表明消极情感化时刻可能最终会干扰记忆。当体验到积极的巅峰情感时，记忆中断可以获得修复。按照中断、修复的顺序，情感由积极转化为消极，再回到积极。通过对破裂的重复体验，一些孩子可能发展出无法修复的预期，这随后将会在治疗过程中得到修复。毕比和拉赫曼（Beebe & Lachmann，2002）指出了这些体验和身体状态的联系有多么紧密。在这个意义上，“中断的身体经验可以定义为互动调节不足以支撑自我调节的那些情况”。在心理治疗中这类中断经验将会通过来访者的肢体语言和身体经验显现出来。治疗师需要警惕这些细微的肢体语言的变化，包括可能提供内部状态线索的表情、姿势、肢体动作、说话等的变化。注意这些变化，运用已经被引发的感觉可能很好地支持来访者说出错失的体验并提供修复对话（reparative dialogue）的机会。完形治疗的身体觉察技术和共情协调对这个修复过程有辅助作用。重要的是治疗师不能形成防御并否定他在这个过程中的作用，这样来访者会感到没有被认可。

对我们来说，我－你真正相遇时刻（I–Thou moments of meeting）（Buber，

1923/1996；Hycner，1993）的描述和此处的描述相一致。海克纳（Hycner，1993）从对话完形治疗（dialogical Gestalt therapy）角度谈论了他认为改变过程的核心是人与人之间的"真诚交流"。这里要强调的是这种两人之间相遇的独特性，它不能被提前精心安排。这些时刻就是巅峰情感时刻，它通常是治疗中转变时刻的标志。海克纳指出"技术应产生于关系的情境中"（Hycner，1993：57），从而治疗师会保持对来访者的开放性。他将治疗师比作一个优秀的即兴创作的爵士音乐家，一个接受了丰富的技术训练但又能现场即兴创作音乐的人。这些关键的相遇时刻要求训练有素的心理治疗师具有自发和即时反应的能力。治疗师面对这些时刻的准备心态可以通过特定方式来进行培养，例如，通过暂停预设、仔细追踪来访者、培养好奇感，以及对于惊奇保持开放的态度，尤其是对那些"真正相遇时刻"所发生的事情感到的惊奇（Hycner，1993）。

林斯特伦（Ringstrom，2001）从自体心理学领域的角度关注过相似的过程。用即兴戏剧为喻，他形容了治疗过程中的"即兴时刻"（improvisational moments），即不可避免地向来访者传达真实性的特殊情形，这可能有效缓解来访者充满非真实性生活中的破碎现实。在好的即兴工作中，在治疗师的干预和来访者对自我真实体验的感觉之间存在着一种舒适感。这样的干预使来访者认识到他们的愿望。我们相信，这样的即兴时刻产生于治疗师经过对来访者的长期治疗后得到的深刻了解，而且是由内隐和外显水平上的长期沟通形成的深度接触推动的"敏锐直觉"促成的。在这个意义上你不可能精确地"排练"这种干预，它们只可能在当下接触的时刻出现，源于治疗师对来访者越来越多的了解。

79

运用科胡特自体客体维度的移情

科胡特（Kohut，1992）在治疗自恋患者时注意到，这些人把他看作他们自体的延伸，而不是一个独立的个体。他把这个过程和早期自体客体需求满足的缺失联系起来，这种缺失导致了早期的自体客体固着和依恋。这种模式产生于早期需求未能以一种能够使婴儿随着时间推移可以自己执行特定功能的方式得到满足的情况，这一情况需要通过科胡特称之为“蜕变的内化作用”（transmuting internalization）（Kohut，1971，1992：49）的方式实现，它是形成安全的自我感觉的必要过程。如之前提到的，科胡特区分了三种不同类型的自体客体或关系需求：镜映需求、理想化需求和孪生需求（Kohut，1984：202–204）。托尔平（Tolpin，1997）详尽地阐述了这些需求。对于镜映需求她说道：“儿童自体积极地寻求并期待一个活泼的、热情的、忙碌的镜映父母来对他们说‘看着我，赞赏我和我所能做的并为之鼓掌’”。这反映了儿童对于被认可和被赞赏的需求。还有一部分的儿童自体需要寻找一个崇拜的（理想化的）父母并体验自体被他人提升：“你很棒，你本身和你所做的都很棒；你属于我，我属于你，因此我也很棒。”继而儿童自体的一部分会“寻找并期待体验相似感、归属感和志趣相投感——即孪生或知己体验”，从而儿童有一种被和自己相同或相似的他人接受的感觉。这些需求随后得到了补充和拓展，尤其是增加了对抗性的自体客体需求（Wolf，1988），它反映了他们与善良的、有恢复能力的他人进行对抗并赢得对抗的需求。科胡特（Kohut，1984）认为自体客体体验的需求延续到成人期，成为成熟的自体客体需求，我们仍然需要他人认可和支持我们的自我感并为我们提供这种功能。

科胡特把共情失败视作治疗过程中不可避免的部分，也就是说，治疗师有时会与来访者的想法不一致，无法理解来访者。这个过程中重要的是它可以提供机会让来访者在一种接纳、共情的关系中表达对共情失败的情绪反应，在这样的关系中，治疗师了解他的悲伤或愤怒，允许他表达痛苦，而不迁怒或抛弃来访者。这一过程通过“蜕变的内化作用”使来访者逐渐发展出在未来失败中支持自我的内在资源。在这种方式下，来访者获得了治愈过去的问题并参与到当下更有益的关系中的机会。

80

叙事疗法的“脚本”

伯恩的脚本分析（script analysis）是一种运用每个人在孩童时期构建的赋予生活意义的生活故事或“脚本”的叙事取向疗法。“脚本是一种儿童早期在双亲压力下形成的正在进行的生活计划”（Berne，1972:32）。伯恩认为儿童为了对父母和其他权威人物施加于他们的要求做出回应而进行脚本决策，但是儿童也能创造性地使用童话故事（来自我们每天的电视故事、歌曲、诗歌、电脑游戏、电影或者他们听过和接触过的任何故事）作为理解自身生活的基础。脚本故事让个体生活中的事件获得意义，履行重要的意义建构功能。脚本在儿童期逐渐发展和完善，直到成年早期人们的故事逐渐形成并得到提炼。显然，传达给儿童的关于行为或态度的非言语的内隐信息对脚本的形成有很大影响，这些将会影响儿童的自我体验并渗入他对自己、他人和世界的观点，并影响其脚本叙事的创造。

关系的内化表征会成为她叙事的核心，这种关系的内化表征构成了儿童的内在世界，是基于儿童关于重要他人的经验以及“核心人际图式”（Beitman，1992）。在正常的发展过程中，这些内化的关系图式在面对新的体验时将会更新，但我们已经发现，在儿童早期的创伤情境下形成脚本的基础信息将会继续在个体成年后对其产生无意识影响。因此，我们发现，在临床工作中对核心的故事或“脚本”保持警觉将大有裨益，它们提供了关于个体生活的信息和治疗中可供使用的“主题”。当人们详细描述生活中的事件和他们的兴趣时，这个故事一般会在治疗过程中自然显现。如果你以对个体最具意义的故事版本为脚本，来作为该个体生活的隐喻，那么这将非常值得称赞，因为儿童将会改变故事的某些方面来适应其自身情况和使生活变得有意义。脚本理论是叙事取向心理疗法的一种，这种取向可以被创造性地运用，将来访者从受限的脚本主题中解放出来。在创造一个新的故事时，个体能摆脱过去那些已经失效的桎梏信念、固定重复行为和生存策略。

81

处理解离：相关策略

处理解离是一个复杂的领域，它涉及早前在第 38 个关键点中描述的解离（dissociation）的三个水平。我们认为这个过程对于知觉、感受和记忆的逐步再整合至关重要，以使来访者可以形成关于重要体验的连贯对话。在一个良好的治疗联盟创造的安全氛围中，解离会渐渐显现出来，解离性记忆和被隐藏的自我状态通常会开始自行出现。在来访者可容忍范围内和他们用心协商调整治疗节奏之后，可使用身体觉察技术（body awareness techniques）。该技术将觉察集中于身体的不同部位，在觉察层面给予它们话语权和空间，从而使来访者能够在保持意识的状态下恢复解离性体验。注意来访者“开始解离”的时刻，并回溯到这一点来确认解离前她经历过的体验，这是很有帮助的。采用这种方式可以逐渐辨别出解离的触发因素，那种被排斥在外的感觉便能慢慢进入觉察层面。如奥格登等（Ogden et al., 2006）指出，其目的在于修复内在控制点（internal locus of control），所以来访者和治疗师首先要共同合作去“注意、追踪、观察、考虑、转化和探究忽视的行动倾向”。然后，来访者被鼓励做出有意识的选择，参与到更多的适应性活动中，而不是被动地顺从。

如果来访者开始和解离状态重新联结并再次体验到创伤，最开始他可能会感到无所适从，所以我们会让来访者重新聚焦于身体知觉，直到强度逐渐减弱、消退。直到那时来访者才可能在支持下再次回到创伤事件的故事上。通过这个逐步展开的过程，来访者渐渐同化了创伤性体验，不再需要解离。奥格登等（Ogden et al., 2006）描绘了治疗的三个阶段。第一个阶段是通过识别触发因素帮助来访者在耐受性窗口的范围内保持唤醒并增强对身体的觉察。在第二个阶段，解决未整合的和分离的记忆片段使来访者能够获得对这些记忆的掌控感。第三个阶段主要包括将身体视为同盟而不是敌人，重获对身体的信心并完成整合的过程。所有这些阶段都强调对身体的觉察，从而使来访者逐渐获得读懂身体反应的信心。

范德哈特等（Van der Hart et al.，2006）已经发展出了一种良好的治疗方法框架来应对结构性解离（structural dissociation），在结构性解离情况下，人格有几个解离的部分，就像解离性身份识别障碍那样。这些研究者描述了三个不同的治疗阶段：克服对解离部分的恐惧；克服对记忆的恐惧；人格整合和克服对正常生活的恐惧。第一个阶段聚焦于通过发展内在共情、增加人格不同部分间的合作，以及更多地认识到每个部分都属于一个独立的我（例如：人格化）来克服对不同分离部分的恐惧。在第二个阶段，创伤性记忆渐渐经由表面正常的部分（Apparently Normal Part，ANP）和情感部分（Emotional Part，EP）所共享，被转化成当下一种象征性的言语表述，并和来访者本身相联系。“这种认识形成了创伤性事件的自传体叙事记忆和适用于现在而不是创伤过去的行为”。第三个阶段趋向于实现最大化的整合，以促进提升个人生活质量和生命意义的探索和尝试。研究者期望这一阶段中人格解离部分的融合，但是也不排除有一些来访者可能会抗拒整合阶段并放弃治疗。他们把这归因于对创伤最深记忆的恐惧或是害怕全然接受“他们的父母总是拒绝他们，从来不爱他们，他们总是处于难以忍受的孤独之中”，他们认为这是一个需要卷入最高心理水平的过程。他们建议治疗师尊重来访者的选择，在这一过程调整节奏，当来访者觉得准备好时可以自由地选择回到这个重要的整合挑战。

除了以上策略外，我们想强调的是确认来访者潜在健康的重要性，这种潜在健康可以通过起初他们参与治疗来对待这些问题的意愿和兴趣来证明。我们把这看作治疗联盟关系的一部分，以及此时此刻共同合作寻求生活和生存新方式的动力。

82

应对羞愧

很多正在接受心理治疗的来访者都有羞愧的问题，都曾在家里、学校或工作场所，抑或所有这类情境中体验过羞愧感。考夫曼（Kaufman，1989）提到，羞愧是由于“自卑的影响”，注意力转向内部“产生的自我意识的痛苦”，尤其还能在儿童身上见到“包括低头、放低或转移视线和脸红”等外在表现。当我们体验到羞愧时，我们感觉被审视、蒙羞和被严重贬低。羞愧包含了这样的信息，即儿童是不被接受和无价值的，失去了爱和尊重的权利。这和我们天生的对自身和能力的自豪感大相径庭，并且导致了低自尊，往往还伴随着根深蒂固的信念，认为我们生而邪恶，不值得被爱，不配做人。正如考夫曼（Kaufman，1989）所说，人类的联结带来了基于相互兴趣和相互信任的人际关系的建立。当一个孩子成长于充满羞愧感的家庭系统中，在孩子丢脸感到羞愧时，信任遭到破坏，从而导致人际桥梁的坍塌。内桑森（Nathanson，1992：312）提到了与羞愧相关的反应范围，该范围可能随着重复的羞愧体验而发展。内桑森指出了我们在面对羞愧的消极影响时可能会使用的防御脚本：退缩、伤人、自伤、回避。厄斯金（Erskine，1994）补充说羞耻还可能被自负所掩盖。

考夫曼（Kaufman，1989）认为由于羞愧和与此联系的不适应模式的根源在于早期的控制情境（governing scene），这些童年情境需要在治疗过程中被重新激活，从而使来访者能够完全释放和原始经验相关的情感。用这种方式，当重温原始情境时，来访者会觉得自己被接纳，不再会孤独，并且能够超越羞愧脚本。我们看到，这个过程能通过移情关系发生，当羞愧被重新激活或直接被过去的记忆激活时，这些记忆之后会被表达出来并在当前的治疗中得到处理。应对羞愧需要治疗师保持一种微妙的平衡，使其在回应来访者所表现出的羞愧的同时又不会冒着伤害来访者的风险让他在缺乏应对能力时就过早地面对一个人。如果我们“过于小心地对待来访者的脆弱”，我们可能只会加剧她的羞愧，因为我们营造了一种由于她有一些问题所以必须被格外谨慎对待的印象。如果我们对羞愧的外在表现评论得太早或不得体（如“我注意到你脸红了，我想知道是为了什么？”），我们可能反而让这个人感到羞愧。和埃文斯（Evans，1994）一样，我们相信建立相互关系的对话法（dialogic approach）能让来访者按照自己的节奏来运用这种关系。

83

正念技术

正念（mindfulness）起源于禅宗佛教的哲学理念（Suzuki，1969），它关注当下和正在进行的每一刻的冥想意识。其观点是，一个人通过冥想的方法达到身心平静，进入一个只是简单关心“是什么”的世界，而不关注评判、结果以及对于人、物体和事件的过度识别。和禅宗佛教有关的冥想练习已经以不同方式融入到许多心理治疗方法中。举个例子，完形心理疗法从最初就强调现象学和觉察，要求心理治疗师发展当下的观察技能（Yontef，1993；Polster & Polster，1974），同时也鼓励来访者自身发展这些技能。例如，来访者可能被要求注意他们的呼吸，然后留意他们体内所发生的、产生的感知，以及感受和想法。觉察可以聚焦于内部世界（内区）或者外部世界（外区）。通过这样的练习，来访者会变得更冷静，通常会注意到之前无法觉察到的东西，因此增加了体验或行动的可能。

近来，正念更多地被整合到认知行为疗法（cognitive behavioural therapy，CBT）中。例如，莱恩汉（Linehan，1993）把正念技术和冥想纳入了对边缘型人格障碍的治疗中。来访者被教授冥想技术，使得他们不加评判地关注自身的情绪、想法和知觉。这个过程降低了其所产生的感情和想法的卷入程度，从而减少了冲动行为。这样的技术也被引进到了 CBT 的其他分支中，例如，图式疗法（schema therapy），一个系统地融合了认知和行为因素、依恋问题与格式塔（完形）实验（Gestalt experimentation）的更为综合的方法。现在有大量的出版物着眼于一系列正念技术和它们的应用（e.g.Brazier，1995；Williams et al.，2007），并提出关于“接纳感受和知觉”而不是“试着通过控制的方法改变它们”这两种取向之间的差异的问题。在治疗中似乎存在自相矛盾之处：该过程要求来访者注意和接受他们的不同部分，继而导致这些部分趋于整合和改变。这一过程早就被完形心理疗法意识到，并被称为改变的悖论（Beisser，1970）。尽管正念是一种扩展的觉察形式，使来访者更为缓慢和有选择地解决他们的困难，它和福纳吉等（Fonagy et al.，2004）描述的心智化过程（mentalization process）有些相似。百特曼和福纳吉（Bateman & Fonagy，2006）认为正念和心智化是相似的构念，但心智化是一个更关注关系的广泛概念。

84

不同自我状态间的内在对话

让来访者内在世界的不同部分之间进行对话，可以帮助整合被来访者否认或拒绝的分裂状态。这是交互分析疗法（transactional analysis，TA）中广泛使用的技术，TA 识别出三种不同自我状态的存在（Berne，1961）：父母自我状态代表了影响我们早年生活的内化人物；儿童自我状态代表了存在于记忆中的、我们过去对重要他人的反应；成人自我状态代表当下对他人做出合理反应的能力。来访者能渐渐意识到它们的内在对话，随后可以在咨询室内使用双椅或三椅技术使之呈现出来。父母自我将反映内化的“规则”（shoulds），儿童自我的反应将反映儿童对这些规则的原始适应，以及为确保爱或在恶劣情境下生存所做的牺牲。之后来访者被鼓励站在成人自我的角度，反思内在对话及其对自尊、创造力、自信的影响，并提及一些可能性。来访者逐渐被鼓励从安慰和支持儿童自我、承担抚育职责的父母自我的角度建立新的内在对话。通过这种方式，个体被否认的部分能渐渐被重新接纳和整合，从而来访者能从自我实现（self-actualized）中获益。

心理综合模型（Vargiu，1974）中包含了一个类似的过程，它认为，在我们和世界交流时，所有人都具有许多子人格，这些子人格会随着时间逐步发展。一些子人格可能在觉察之外，可能带有毁灭性质或有益和促进性质。如果我们过度认同一个或两个子人格，其他的子人格可能被掩盖或分裂，不再为我们所用。一旦我们意识到这些子人格，我们将发现能轻易说出全部子人格的名字：敏感的聆听者、需要帮助的小孩等。来访者被鼓励去发现这些子人格，在一些对立的子人格间进行对话，甚至注意到他们的着装如何不同。这些干预将促进人格整合，从而拓宽了我们的资源范围。完形心理疗法还强调了区分个体身上的不同自我的重要性（Polster，1995），而且同样也支持不同自我间的尝试性对话，以澄清内在动力并在当下达成更有益的整合。

85

运用符号和隐喻

我们一直强调在心理治疗中，治疗师和来访者间的内隐沟通过程的重要性，治疗师需要理解这些过程并发展出运用它们的方式。由于来访者带来的关键问题可能在其觉察之外，它们可能以包含大量符号和隐喻的故事形式出现。事实上，我们可以从“故事”的角度来看待整个治疗过程，这种方法曾被叙事疗法取向的研究者所采用（e.g.McLeod，1997；Etherington，2000）。麦克劳德（McLeod，1997）认为：“人们寻求治疗是因为他们的人生故事是困惑的、不完整的、痛苦的和混乱的。通过细心聆听和敏锐阐释来访者所说的内容，治疗师才能帮助来访者创造一个更令人满意的故事，一个好的故事。”麦克劳德区分了斯宾塞（Spence，1982）提出的“叙事事实”（narrative truth）和“历史事实”（historical truth），认为历史事实不能被准确了解，因此治疗师的工作是就来访者当下所说的叙事事实进行共情。例如，一个把自己描述为“一棵没有足够根系的树”的来访者，明显是在说关于她早期经历的事情，以及表达她现在的自我感觉。那么问题出现了，治疗师应该怎样对这种隐喻做出反应。尽管更典型的精神分析方法会对这种隐喻进行解释，以将它所展示的拼图拼凑起来，然而我们更提倡谨慎做出反应并直接运用来访者所展示的隐喻。

津克（Zinker，1978）从完形的角度提出了可以将符号转化为洞见、将手势转化为新行为的创造性过程。他阐明与来访者协作构建创造性体验，以及达到这样的结果的方法。桑德兰（Sunderland，2000）也提出了对于治疗师运用故事和隐喻有帮助的建议。尽管她是在处理儿童问题的背景下阐述的，但我们相信她的观点在成年来访者身上也同样适用。她提出，使用隐喻是一种间接交流的形式，反映了来访者不能或不愿直接谈论的敏感或隐私问题。在反馈时仍不脱离隐喻的范围反映了一种共情的方法，在其中来访者能够谈论该话题，不会有一种被治疗师“撬开”的感觉。从另一个角度来看，通常情况是，治疗师在聆听来访者时，可能突然意识到一个出现在脑海里的画面，这些画面潜在地反映了来访者可能也没觉察到的一些东西的符号性理解。分享这些画面会有极好的效果，可以获得更深的体验和领悟。

86

梦的解析技术

我们之前提到的关于运用隐喻和符号的观点也可以以多种方式应用于梦，因为梦也是“故事”的一种形式。首先，我们建议采用基于当下觉察的好奇态度和现象学态度。详细描述一个梦的过程同时也是一种关系活动（relational activity），因为梦被描述给了另一个人——在治疗情境下即为治疗师，这一事实本身可能就很重要，它反映出近期阶段中开展的治疗工作的一些方面。举个例子，如果来访者做了一个有人对她生气的梦，她在梦里的感觉是自己做错了什么，然后治疗师可能将报告的梦和想象治疗师可能对来访者很愤怒这两者联系起来。它可能与来访者曾对治疗师表示出愤怒有关，因此认为可能会出现某种与儿童时期经历相关联的报复行为。梦境中问题的出现创造了可被探索的空间，这种探索可以逐渐被带入当下，带入来访者和治疗师的实际关系中。然而，我们建议不要进行即时阐释，而是要参与到对来访者如何理解这个梦的现象学探索中。为了产生共鸣或建立联结，治疗师用“第三只耳朵”倾听将颇有帮助。在详细描述梦境时，来访者所使用的情绪和身体反应也能提供相关的信息。

另外，来访者的梦也能反映一些新的信息，这些信息和他们自己的故事相关联，只是现在还无法觉察到或在某种程度上很难接受和表达。在这种情形下，我们提倡运用梦，就像它发生在当下一样，让来访者重新进入梦境并讲述故事，正如梦里所经历的那样。用这种方法，体验和情绪被急剧强化。在我们的实践中，曾有来访者梦见一个盛着浓浆的大碗。梦中还有两只青蛙，一只在液体中，另一只坐在碗边上。治疗师要求来访者重新进入梦境并讲述梦境，就像它发生在当下一样，站在两只青蛙的立场上补充可能发生在它们之间的言语或对话。当来访者站在坐在碗边青蛙的立场上时，理解这个梦的关键出现了。他们发现自己在说“我不能救你，我不能救你”，话语中充斥着无法抑制的情感，这些情感被认为和兄弟姐妹的死亡、无法忍受的幸存者的愧疚感，以及与此相关的高度责任感有关。它是现在时的具身表达（embodied expression），伴随着使梦境清晰化的青蛙想说的内容的尝试，以及将要表达的悲伤和无助感。

87

运用情欲移情

情欲移情(erotic transference)在精神分析文献中有一段很长且有争议的历史，在发展早期，弗洛伊德将它视为对治疗的一种阻抗形式，而现在从心理治疗本质上它被描述为一种情欲关系（Mann，1997）。曼（Mann，1997：4）和其他同时代的思想家认为情欲移情是正向移情中必要的和不可避免的表达，反映了来访者对新的移情客体的寻求。曼认为情欲移情是“无意识幻想生活的核心，是生活的创造性原料……并和激情紧密相连”。他认为所有的人类关系在某种程度上都由情欲维系，早期的母婴关系是第一种情欲关系。治疗关系提供了应对前俄狄浦斯期（pre-Oedipal）和俄狄浦斯期（Oedipal）冲突的机会，这一过程通过转换体验的方式来实现，这些体验可以治愈过去并使成人获得创造性的爱的能力。这个过程可以帮助来访者逐渐区分婴儿情欲和成人的性感受。曼认为，由于性爱冲动可以在治疗过程中得到升华，因而合理运用移情之爱可以服务于治疗和深入洞察。我们认同曼的观点，治疗关系中不可避免地会出现情欲移情，无论治疗师是否承认，他都参与其中，所以治疗师提升自身对治疗这一领域的敏感性，并为了成长和改变而合理管理这些感受就显得十分重要。

梅斯勒·戴维斯（Messler Davies，2003）指出，在最优发展条件下，俄狄浦斯冲突“有利有弊”。她补充道：“我们所有人必须整合异性和同性乱伦关系中理想化和非理想化的方面。”在这个方面，治疗关系提供了在安全氛围中修复冲突的机会，在这个过程中表现出性欲是被禁止的，我们能够用语言和隐喻将这些体验符号化，由此可以同化过去。治疗师担当了“感到失望且令人失望的情人”角色，需要处理因不是最初的爱的客体而带来的失望。处理情欲移情和反移情的关键是需要一个安全的督导空间，在这里能够坦诚地探索和接纳这些感受。我们建议治疗师要避免首先表露出情欲感受，因为这会引起治疗关系中权力的问题，可能使来访者感到处于劣势，任凭治疗师的感受摆布。这样的披露既无帮助，也无必要。

通常实习心理治疗师更容易忽视治疗关系中的情欲成分对治疗进展的危害。我们认为，治疗师接纳自身的性欲极其重要，从而当来访者在治疗中唤起了情欲感受时治疗师才能保持开放和非防御的状态。治疗师应该体会和包容来访者的感受，帮助来访者加以应对。通过这种方式，来访者才有可能开始谈论早期的性欲和情欲体验，在治疗会谈中对这些的感受是如何的，以及在当下这些经验仍然会在其他的亲密关系中以功能失调的方式重现。总之，我们希望读者关注曼的观点，即“来访者和治疗师的关系正如他（她）和他（她）的配偶之间的关系”（Mann，1997:123），来访者维护与治疗师关系的方式是深入了解来访者和伴侣之间性关系模式的重要参照。专业初学者对于这些观点可能感到恐惧，但是在我们的经验中，它们包含着宝贵的和潜在的治愈观点，这些观点在心理治疗过程中应当予以考虑。

88

治疗过程中治疗师对自我的运用

我们的整合框架十分重视治疗师对于自我的运用。首先，正如我们所见，治疗过程包含了基于身体的内隐沟通的重要水平。治疗师对这一过程的理解以及对于一些信息会通过投射性认同（projective identifications）等方式传达的这种观点的认同，能让治疗师去尝试建立信心，这种信心源于他们自己所体验到的与来访者及来访者的故事和问题有关的内容。这些知识在治疗过程中可以用于更深的现象学探索以及传达策略和目标。治疗师承担起治疗工作的一个好处是，这种体验使他们对自己的信息和反应有更娴熟的反思能力，并且更熟悉用这种方式进行反思的过程。这样，他们就能更快速而准确地捕捉到来访者当时的反应，并运用这些反应进行持续探索。

罗恩和雅各布斯（Rowan & Jacobs，2002）提出了治疗师运用自我的三种不同类型：工具性的、真实性的和超个人的。对于自我的工具性的使用是指特定的理性活动，如治疗协议的说明、相关目标或至少是总体目标的制订、过去对其他来访者有效策略的使用，以及由经验和知识积累所提供的支持。真实性的自我的使用方式是指对关系方法和与来访者约定的更好运用，这原本是人本主义心理疗法的核心，现在在精神分析的工作方法中逐渐盛行。真实关系也反映在认知行为心理治疗中，该疗法重视与来访者协作和建立良好的治疗联盟。治疗师的第三种自我使用是指罗恩和雅各布斯（Rowan & Jacobs，2002）提出的对于超个人自我的使用。我们将把它等同于布伯（Buber，1923/1996）所描述的我－你态度（I–Thou attitude）以及在面对当下存在的问题时对不安全和不确定的接纳（Watts，1979）。在实践中，这些不同的存在形式并不是互相排斥的，而是根据治疗环境的即时需要可以互换。

89

应对反移情

之前我们已经注意到在治疗师和来访者的“双人舞蹈”中移情和反移情总是紧密联系在一起。整合心理治疗师需要能够在治疗关系展开时，将这个主体间和互动关系的过程概念化，与此同时基于自身对来访者的反应做出决策。治疗师还需要思考反移情和前移情的区别，因为后者主要指基于平等问题和社会建构论的观点以及基于探索内在心灵和人际关系过程的观点（Curry，1964）。精神分析疗法中反移情概念的演化具有重要意义。最初，主流观点认为反移情是一种干扰，尽管海曼（Heimann，1950）曾质疑治疗师对来访者回应的重要性，但这种观点已经得到了发展，现在更多地认为治疗师的反移情和它的表达对于促成良好的治疗结果有着重要作用（Maroda，1991）。马洛塔（Maroda）认为，一个有益的治疗关系是指除了能够建立良好的工作关系之外，还能够容纳和发展更动态的冲突，以便应对来访者想要通过治疗来解决的问题。这里重要的是两种可能性之间的冲突：一种是功能失调动力的重建，另一种则是治疗师通过恰当运用对来访者的有意识反应来促成和之前情形不同的结果，从而拓展人际交往中的觉察，创造更广泛的选择空间。

为了区分，心理治疗师需要尽可能地分辨他们自己的治疗问题和来访者的问题。在实践中，考虑到移情和反移情的交互作用，这种区分并不太容易。但是，这就是设置督导的重要之处，因为它提供了一个机会来反思这些问题并仔细思考如何解决这样的挑战。对于如何应对可能发生的来访者和治疗师曾经相识的问题，马洛塔（Maroda，2002）提供了一个行之有效的解决方案，即给治疗师制造些盲点。这一分析认可治疗师也是普通人。正如马洛塔所指出的：

> 只有承认患者和分析师注定以一种神秘的方式互相触动这一事实，才能接纳带有强烈而意料之外的情绪的接受者和刺激者。而且对于重构过去情景这一问题，这种接纳为探索最有疗效的治疗方法提供了进一步的空间。
>
> （Maroda，2002:140）

马洛塔还注意到代表治疗师防御的反移情形式，包括治疗师对来访者的心理回避、和来访者争论、变得极度理智或安静，或体验到极度愤怒或不安的感觉。这些领域对心理治疗初学者更具挑战，但是有了经验和督导的支持后，发现这些以仿佛要“抛弃”来访者为特点的极端反应就会变得更容易一些了。

90

心理治疗中的自我披露：使用和滥用

心理治疗中的自我披露已经引起了诸多激烈争论，这一问题也存在不同的历史形态观点。传统的精神分析反对治疗师进行任何自我披露，以利于这块白板呈现出来访者投射出的关系问题。尽管这样的立场可能不现实且让人感到压抑，然而我们也意识到，人本主义传统对治疗师一致性的重视有时也可能导致治疗师精神失去控制或滥用诚实的感觉，这当然也不是我们所提倡的。亚龙（Yalom，2001）阐述了治疗师自我披露的三个领域，分别是关于治疗机制、此时此地的感受，以及与治疗师个人生活相关的问题。他赞同治疗机制完全透明，以便来访者对治疗过程和原理有清晰的认识，从而使“缺乏适当行为规范或参与规则的模糊社会情境”所导致的“继发性焦虑”（secondary anxiety）最小化。关于此时此地的感受，亚龙提倡保持谨慎，不要一味追求透明度。马洛塔（Maroda，2002）也支持这一观点，因为自我披露的治疗价值需要被谨慎评估。我们建议，如果没有足够的把握，那么宁可少说，不要给来访者带来一种重要的东西被隐瞒的感觉。治疗师可以坦承自己不确定，想要针对被询问的话题或问题进行思考。

在治疗师个人生活的问题上，亚龙竭力主张谨慎和仔细思考，因为这可能是最有争议的领域。开放肯定了治疗师作为一个人的普通特性，不阻碍来访者对于首先提出这个问题的原因的探索。但是，亚龙也注意到来访者受保密性原则的保护而治疗师并没有受到保护的事实，因此，如果有治疗师所认为的敏感信息，建议不要说出来。总之，自我披露的问题本身具有复杂性，因为治疗师和来访者之间信息的交换与治疗过程本身密切相关，而且发生在内隐水平。我们建议敏锐而谨慎地对待这个问题，并从以下角度看待问题，即对待一个特定的来访者，在特定的治疗时间点上什么可能是最有治疗效果的。在一段经常被关系不平衡和可能被压抑所困扰的关系中，我们的目标是在适当考虑治疗的专业标准的同时尽可能地做到透明。这个立场在一定程度上也得到了心理治疗研究结果的支持，审慎使用自我披露的治疗师被来访者评定为更有帮助（Bedi et al.，2005），且在观察研究中被评定为更有效（e.g.Watkins，1990）。希尔和诺克斯（Hill & Knox，2002）通过对研究的综述，指出了一些自我披露定义的复杂性，同时还制定了支持我们上述观点的操作指南。

91

破裂和修复的过程

科胡特尤其关注治疗师和来访者之间以共情协调和自体客体移情为基础的关系的建立，同时还强调了关系破裂的重要作用："这种默默的持续性的关系，由自发建立的对分析师的自体客体移情形成并在治疗早期被建立起来，这种关系被治疗师不可避免但短暂无害的共情失误（这是他的'最佳失误'）反复破坏。"之前我们也回顾了这样的"失误"对婴儿健康发展的重要性，以及"关系破裂和修复"在儿童稳定的自我结构发展中的作用。这些观点使人们对最近的精神分析文献中所阐述的治疗环境下关系破裂和修复的过程，以及其在治疗结果中可能所起的关键性作用越来越感兴趣（e.g.Mitchell & Aron，1999；Safran & Muran，2000）。

最近关于治疗联盟因素的研究逐渐开始关注与关系破裂和修复相关的更加细节的问题，并指出治疗师和来访者间内隐和外显的协商在治疗过程中的重要作用，以及协商成功与否在阶段过程和整体上产生的不同治疗效果。萨夫兰等（Safran et al.，2002）将关系破裂分为三种不同的形式：治疗任务的分歧、治疗目标的分歧和治疗关系的压力。但是，除了要强调其定义和研究重点的复杂性外，还要考虑这些不同形式之间实际上是相互影响的。简而言之，这些学者强调了处理治疗中关系破裂过程的重要性，同时还突出了其微妙性。他们关注特定来访者的关系破裂与修复过程的重要性，同时指出那些不能从破裂修复过程中受益的来访者可以从不断增加的积极的治疗联盟经验中获得帮助。尽管如此，我们无法相信治疗师用尽各种方法却仍然无法满足来访者所希望的、有时是理想化的期待。治疗师以开放和非防御的态度面对这些，以及愿意承认错误并为之承担责任是极为重要的。关键是要避免卷入“恶性循环”之中，因为这将导致治疗的不良结果。通常以来访者提前终止治疗的形式出现，我们可以看到这个过程对于某些来访者群体来说是多么微妙，尤其是在边缘性过程出现时。百特曼和福纳吉（Bateman & Fonagy，2006：100）强调严重的关系破裂反映了“来访者和治疗师关系模式连接”方式，同时还提到了治疗师所需要的在此种情况下与来访者进行有效协商的技巧。在这一方面，他们强调了治疗师需要尽可能快地恢复其心理能力，坦率面对这种能力的短暂丧失，从而减少对抗感和冲突感。严重关系破裂的成功修复要求治疗师是“好奇的、主动的、共情的”，而不是“成为一个别人所认识的专家”。只有这样，在关系交换过程中才能确保塑造和激发出一个强有力的心智化过程（robust mentalizing process）。

92

处理行动化和治疗僵局

行动化（enactment）产生于治疗师和来访者共同创造的关系潜意识，会以某种反应形式表现出来，来警示治疗师工作中可能出现了治疗僵局或困境。不管是治疗师还是来访者都可能以一种引起对方相似或期望的反应的方式无意识地开始某种行为。“当一种移情幻想产生了一种反移情反应时，行动化便出现了”（Chused，1991:629）；反之，当治疗师发起了行动化时，也是一样。因为发起者既可以是治疗师，也可以是来访者，所以非常有必要在督导时反思这种过程以便理解你和来访者之间正在发生什么。然而，从本质上来说，我们需要承认行动化是共同创造的，并提示了我们在治疗会面中规避、忽视或至少是遗漏了的某些重要问题。行动化这个词可以指行为、思想、幻想、手势甚至沉默，以及作为治疗师当时没有意识到的正在起作用的任何过程。雅各布斯对此进行了详细描述：“这包括反复出现的关于来访者的想法，通常伴随着沮丧感或其他情绪转变，需要重复谈论来访者的几次治疗过程以及来访者出现在分析师梦境里的情况”（Jacobs，1984:291）。行动化中突然出现的信息，通常是通过幻想、梦境以及非言语的沟通途径出现，但这并不一定意味着这个信息是来自发展的非言语阶段，而是反映了内隐和非言语的多种方式，我们用这些方式来控制情感并向对方表达我们的冲突或是某一特定领域的非象征性或被压抑的内容。关系精神分析学者更偏爱行动化这个词而不是“见诸行动”或“重复”，因为后者倾向于单独把重心放在来访者的行为上，而治疗师似乎只是一个公正的观察者。库赛德（Chused）也指出：“即使是‘投射性认同’这个词，尽管承认了分析师对来访者的回应，但仍旧没有承认对分析经验的贡献，而这些经验取决于精神分析师的心理状态”（Chused，1991:627）。

这样的行动化如果在关系中被表现出来或被处理，可能会带来改变：

> 在临床中，这种行动化的观点意味着，期望仔细观察两人间形成的人际关系行为，它会为寻找潜在内心冲突和先前客体关系的残留物提供线索和暗示，这种先前客体关系有助于激发对方的共鸣和实现他们之间的共情。
>
> （McLaughlin，1991:601）

具有治疗意义的不是行动化本身，而是治疗师进行反思并将其理解应用于治疗过程的意愿。以这种方式，移情对于双方的意义可以被表现出来并被用于进一步的治疗进程中。

斯洛肖韦尔（Slochower，1996）非常好地阐明了行动化的积极面和消极面：“这些时刻对来访者（和精神分析师）有着很重要的历史意义，它是体现潜在变化的关键分析‘素材’。但是，行动化同时也反映了精神分析师的局部失败——未能在行动前理解和清晰表达”（Slochower，1996:370）。对于治疗师而言，这些行动化代表着治疗师并非有意强化这种反复移情的时刻，且尤其会对来访者的恐惧和被治愈的期待产生影响，因此可能导致治疗关系中的僵局或困境，但同样也会指出其被理解和解决的方案。

如果治疗过程的某些方面预示着行动化，那么有必要在进行督导时对其进行反思和分析。一些需要询问的关键性问题是：“我和来访者正在避免什么？”或“什么不曾被认为是重要的？”或“我怎么会允许我的理论信念妨碍我去察觉与来访者的沟通中显而易见的东西？”或“什么是我所害怕说出的？”，我们可以用这种方式逐渐发现那些需要引起注意的内容，而这些可能对我们和来访者来说都是非常痛苦的。引用麦克劳林的话（McLaughlin，2005：199）：“过去的移情（幽灵）从来不曾完全消失过。在新的独特而未知的治疗中，他们以崭新的样子回归，并唤醒了我早已遗忘的阴影。行动化是我能预料的一些方面。”我们欣赏麦克劳林的谦虚和他对于治疗师不可避免地参与行动化的务实态度。虽然从那个意义上来说我们会犯错，但是我们工作的重点是反思这些行动化，从而当其造成治疗僵局时，这些行动化允许我们在为来访者服务时发现一些可能仍然被隐藏的东西。

93

接纳和运用错误

凯斯门特(Casement，2002)尤其关注心理治疗师从错误中学习的过程。他强调，我们通常会犯错，但我们需要学习运用使来访者“失望”的过程。如果我们能够承认错误并运用与来访者相处过程中的失误，那么一个具有长远治疗意义的修复过程就出现了。在 1963 年，温尼科特指出这一过程：“最终来访者利用治疗师的失误，通常是很小的失误……我们不得不忍受在一种受限的情境中被误解。重要的是来访者现在因为失误而憎恨治疗师，这在最初只是作为一个环境因素，且超出了婴儿的全能控制（omnipotent control），但是现如今却出现在移情中。”从这个意义上来讲，温尼科特认为我们使来访者失望是不可避免的，但在此过程中能产生治愈因素，只是它现在受到治疗室中来访者的控制。来访者会把不好的外部因素带入治疗关系中，我们可以去处理它。

凯斯门特和温尼科特的著作中都强烈传达了我们以一种类似于原生父母的方式使来访者失望的可能性。例如，一个人曾站在外面等待她的父母却没有等到，而我们也忘记了这个人的预约。又比如，一个曾经不得不警觉精神失常父母的来访者，使我们感到有些烦躁，并把它理解为我们想要摆脱他。正如凯斯门特所指出的：“由于治疗师的类似错误，来访者可能回到早期父母或其他照看者使他们失望的关键经历中”（Casement，2002:83）。通常错误与来访者觉得最困难的情形相似，所以通过治疗师、治疗师的帮助及其包容来访者的愤怒、挫败、痛苦和羞愧的意愿，治愈就产生了。正如凯斯门特所指出的，陪伴来访者痛苦体验的意愿——这些痛苦体验通常是与创伤相关并超越他人所能忍受的范围——使来访者最终能够获得更好的、更有治愈效果的体验。这个过程要求治疗师敏感仔细地观察来访者，把我们的假设放在一边而面对当下的来访者。它要求我们真实地面对我们的体验，觉察出我们自己在面对具有挑战性的情境时的反应，从而使我们能够更好地运用这些来服务于来访者。

100 KEY POINTS

整合疗法：100 个关键点与技巧

Integrative Therapy:
100 Key Points & Techniques

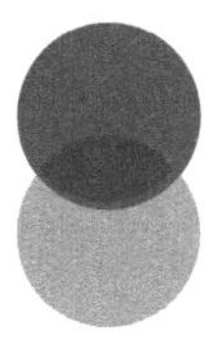

Part 8

第八部分

伦理与专业实践

94

伦理的过程标准

过去的许多年见证了伦理主体与相关规定被探讨的方式的变化，并为伦理反思和决策领域中更多的创造力、挑战与活力创造了机会。英国咨询与心理治疗协会（BACP）和英国心理学会（BPS）为伦理框架的发展做出了突出贡献，并提倡我们对我们的生活和工作进展方式进行更加本土的、个人的与社会的反思。这两个组织已经推出了一套准则来指导实践和研究活动，并且强调了治疗师对会面中的伦理挑战进行反思的重要性。

这些行动代表了在伦理观点和相关实践的形成和管理过程中的一种显著变化，这引导我们进入“伦理过程”（ethics as process）领域。正如BPS准则（the BPS Code，2006）所指出的，“心理学家可能需要在困难的、变化的和不清楚的情境中做决策”，以及“那些清楚阐明了它们该被如何应用的道德原则和规定，可能仅仅是个体需要在特定的情形下思考并做出决策的指南”。治疗师现在需要思考相关原则且似乎能够更直接地面对这种决策的复杂性，以及经常不可能发现关于一个既定情境明确规则的事实。伦理挑战现在需要被更完整地探讨，并且贯彻这种观点，即关于一个既定情境，可能没有最好的方法。我认为，正是生动的互动性探索本身会带来好的结果，并且我们拥有长期建立的苏格拉底式对话的范本，来引导我们开始这些探索。这需要对话中的个体将他们自己置于争论中，以诚实的、谦卑的口吻进行对话，并伴随着达成更加具身结果的潜能。实际上，非具身谈话的观点，从心身割裂感的角度而言，其本身可能被视为一种重要的伦理困扰（Sampson，

1998）。我们对伦理问题的方法与我们在这本书中的普遍方法相一致；我们主张一种更加灵活的、但是聚焦于对矛盾和挑战的思考，强调要在不同情境中与同事进行生动的交流，其中这些情境是专门为我们保持伦理警觉，同时接受谦卑的情况而设计的 (Orlans, 2007)。

95

反压迫践行

个体还原论曾是心理治疗历史中非常具有争议的理论，它强调内心与心理的现象，不考虑社会因素。一个被普遍引用的案例是弗洛伊德在 1886 ~ 1903 年之间在儿童性虐待问题上的“转折”。我们同样注意到那些类似于“人际间”现象可能有明显结构的、制度的和社会的过程，而这些过程根植于交流中。的确，我们可以将心理治疗活动大体上视为被社会、系统建构的（McNamee & Gergen，1992；Parker et al.，1995）。有人认为，心理治疗诊断和治疗的语言加剧了语言缺乏，造成科学唯理论是一种由事实而不是在社会中产生的理论（Szasz，1961 & 1963；Pilgrim，1997）。甚至“自我”的观点可以被看作一种在文化中特定的现象（Hoffman，1992）。在我们看来，面对社会中的不平等，以及不同群体对合适的心理援助的获取能力不同，我们需要不断接触更宽广的社会学视角，对于我们提供给来访者的东西，要保持谦卑之心。尽管我们通过训练并认可在心理治疗中反压迫践行的团体以及使用相关的可以监督实践的措施来支持这样的诠释，但是我们仍然认为，这对每一个单独的治疗师而言都是一个道德问题。从关于实践的整合框架的视角来看，对我们而言不可思议的是，背景和社会因素可以被排除在考虑之外，这种观点我们之前在阐述本书的总体框架时已经提过。与伦理问题相类似，我们强调反压迫践行也是一种过程问题，是一个出现在我们工作复杂性之中的仍然需要面临的挑战。

96

专业化

对我们而言，专业化与宏观因素和微观因素有关。在更宽泛的水平上，我们支持高质量的谦卑和觉察，以及关于对可选择的概念化的平衡。我们支持治疗师和来访者之间、督导和受训者之间的透明和协作。我们对于整合立场的承诺，源于承认没有最好的方式为心理困扰提供帮助，承认我们需要连续不断地让自己熟悉相关理论和研究，以及如何将新的研究发现应用于我们自己的实践和教学活动中。我们同样需要注意将理论和实践组织成为一种连贯形式的方式。在更微观的水平上，无论是在我们自己的实践中，还是在督导和教学的背景中，有些因素获得了持续的关注，例如边界管理、对于日常尽职尽责的关注，以及对提供给来访者的服务质量的真正兴趣。在我们看来，对行动反思的承诺可以显著增强专业化。特别是，唐纳德·舍恩（Donald SchÖn，1983）基于不同水平的学习（Bateson，1972）发展出了一些重要的观点，并且以一种特别有趣的方式——在治疗情境中工作的人们，无论是咨询师、心理治疗师或督导都认为特别有趣，将这些观点应用于职业背景。博尔顿（Bolton，2005）对于我们工作中反思实践的发展和保持，同样提供了一些实用的观点。他特别强调相互尊重的品质，这种权威的要求是基于对质量的承诺，以及对于我们工作成果的真正兴趣和开放性。我们没有将这些观点仅仅看作和我们自己的方法有关，而是看作一套基本的普遍意义上的“元胜任力”，无论采用何种方法，这都很重要。

97

心理治疗的广阔领域

世界正在变得越来越小，不同国家及其相关专业团体之间的联系日益增多。本书的两位作者与其他国家的学者也保持密切联系，并且意识到治疗的专业化发展趋势，尽管也有出现在各种情境中的争论，但在这些情境中不同观点和相关争论都通过讨论而被妥善解决。如果将心理治疗领域视为一个整体，我们可以看见许多改变正在发生。霍姆斯和百特曼（Holmes & Bateman，2002）指出，关于对心理治疗重要性的日益认可、培训项目的激增、官方认证要求的严格化，以及对实证基础的日益坚持，这些都是对传统和权威的抗衡。他们同样强调了整合方法的增长，例如，辩证行为疗法（DBT）、认知分析疗法（CAT），尤其是心智化疗法（MBT），所有方法都有一种基于论证逻辑和特定培训的独特的整合印记。在这个发展着的领域中，很明显，心理治疗的单一流派方法在更广泛的领域已经无法立足。然而，这些发展对基于研究的方法和基于实证的实践研究提出挑战。在一篇关于不同时代心理治疗研究的综述中，巴克汉姆（Barkham，2007）强调了当前的焦点（第Ⅳ代）是在临床上开展有意义的研究，这些研究基于心理治疗过程，并且提供比到目前为止可能更多的研究和实践之间的整合。

98

心理治疗组织中存在的问题

在这个领域中，我们认为特别有趣的一个方面是，竞争、滥用权力、见诸行动、嫉妒、憎恨、贪婪和对满足的自恋追逐的方式常常显而易见——似乎无论专业取向是什么或专业忠诚度如何，我们都能够容忍连续不断的、未被很好掩饰的专业阴暗面。有趣的是，为什么在一个已经磨练了反思技能、表面上关注心理健康的专业之内，事实会是这样的。皮尔格瑞姆（Pilgrim，1997）基于心理治疗专业的历史和结构提供了一种有趣的分析。第一，这个专业由一些亚群体组成，每个亚群体有最初的专业范围，例如心理学、精神病学、社会工作、护理和医学等。第二，在专业化过程中，有一种趋势指向学习和训练的组织。援引斯沃恩（de Swaan，1990）关于专业化的著作，他列举了专业化过程的典型成分。这些成分包括潜在的全职职业群体的建立；有授课项目和可能有大学参与的培训机构的创立；代表机构的建立，如正式的委员会的建立；从业者正式证书的发放；针对特定专业全部成员的行为准则的实施。尽管我们看到这个过程已经发生于众多心理治疗方法中，但是想要对于一般标准达成一致意见是非常困难的，更不用说各种群体之间关于权力、名誉和经济资源的激烈竞争。由于当前政治局势关注国家心理治疗师注册的情况，这似乎以一种更加聚焦并且更加有效的方式唤起了这些过程。也可能是因为，在这种情况下，面对一个更大的“敌人”，国家成立机构来更清晰地了解现状，同时进行更有用的讨论。本书的作者之一最近参与了阐明心理治疗领域内胜任资格的过程。这个过程尽管有时候极其紧张，富有挑战性，但是似乎更加澄清了不同心理治疗方法的核心问题，并且识别了有明显重叠的地方，这种识别表现在我们正尝试达成的事物阐释中、实践标准的澄清中，以及从业者和培训课程指南的设置情境中。与大多数专业同事一起，我们正在密切地跟进这些发展。

99

整合心理治疗师的挑战

我们希望通过本书的内容，读者将能够自己辨别整合心理治疗的实践者所面临的诸多挑战。承认没有一种最好的方法，会使我们辩证地看待不同方法之间的差异，促使我们阅读更大范围的相关文献和投入有关的研究活动中，并且将我们推向持续争论的中心——关于有效性及其被定义和研究的方式。置身于其中，我们有时会想，如果有一种单一模式，这种模式存在着一定的确定性，需要回顾的潜在文献也有一个大致范围，那该会多么令人欣慰；也曾想过我们会有一个清楚界定的系列干预方式，它们可被用于所有的情况——当然，这是幻想，因为我们面临的挑战将同样会出现在其他的情况中。对我们而言，承诺维持有时会互相敌对的派别之间的张力，承诺通过这些以一种新的方式去满足每个来访者和治疗背景的特殊性是很有挑战的。然而，能够探索更大范围的观点——关于人类遭遇和潜在成长的令人着迷而难以捉摸的过程，同样令人兴奋。我们自己的方法强调整合的连贯性，而不是一种伴随“拼凑”态度的折衷方法。然而，不像一些已发展的整合方法，它们已变成可检验的模型，我们的方法承认治疗师个人的重要性，以及对个体而言，在整合方法框架中发展他们自己的风格和连贯性的需要。这在当前的政治环境中是一个特别有趣的挑战，因为当前政治环境偏好于一种关于治疗和基于研究活动的成套的方法。然而，对于治疗过程和结果因素复杂性研究的兴趣，似乎很少关注治疗师在干预方面做了什么，而是关注他们如何做，以及在有效改变过程中来访者特质的重要性（Cooper，2008）。

100

反思与感想

写这本书为我们提供了一个机会，来回顾我们自己的思考和实践，回顾在我们管理的课程和培训督导的学生中，这些思考和实践演化的方式。霍兰德斯（Hollanders，2007）反思了整合运动的趋势，列举了两种不同的哲学立场。第一，他称之为现代主义者 / 实证主义者流派，聚焦于运用那些提高心理治疗有效性的各种共同因子，并且将这些因子整合进一个有自己的结构的系统中。实证主义是在各种各样充满困扰的“现实”情境中寻求“真理”。相比之下，他提出后现代的 / 建构主义者的立场，它避免了任何的宏大叙事，要么是在什么组成了完整人类功能的情境中，要么是在心理治疗方法中所应该给予的准确回应。他接着概述了一些操作方面的内容，这是我们更早之前已经提过的，即聚焦于技术折衷主义、理论整合、共同因子、通向整合的同化和顺应之路。就两种哲学分支和各种操作方式之间的置换可能性而言，我们认为自己是带着多元化方法来工作的，这种多元化方法帮助我们探索作为人类意味着什么，尝试理解我们所投入专业的复杂性，以及承认我们不可能提出可应用于所有情况或所有现存困难的心理治疗方案。在我们开设的培训课程中，我们提供了前沿的观点，给学生与我们一起探索的机会，来探索这样一种方法，它基于人本主义价值观、合作的动力和试图理解并探究人类深度和复杂性的决心。由此，我们希望在面对困扰时，可以提供一种有用的服务。到目前为止，我们在这方面的经历振奋人心。

参考文献

Ainsworth, M. D., Blehar, M. C., Waters, E. and Wall, S. (1978) *Patterns of Attachment: A Psychological Study of the Strange Situation*. Hillsdale, NJ: Lawrence Erlbaum Associates, Inc.

Alexander, F. and French, T. M. (1946) *Psychoanalytic Therapy*. New York: Ronald Press.

American Psychiatric Association (APA) (2000) *Diagnostic and Statistical Manual of Mental Disorders (DSM-IV-TR)* (4th edn, text revision). Washington, DC: American Psychiatric Association.

American Psychological Association (2000) Division 44/Committee on Lesbian, Gay, and Bisexual Concerns Joint Task Force on Guidelines for Psychotherapy with Lesbian, Gay and Bisexual Clients. *American Psychologist*, 55, 1440–1451.

Aron, L. (1998/2000) Self-reflexivity and the therapeutic action of psychoanalysis. *Psychoanalytic Psychology*, 17(4), 667–689 (originally presented at the APA meeting in Toronto, 1998).

Aron, L. E. and Sommer-Anderson, F. (1998) *Relational Perspectives on the Body*. Hillsdale, NJ: Analytic Press.

Asay, T. P. and Lambert, M. J. (1999) The empirical case for the common factors in therapy: quantitative findings. In M. A. Hubble, B. L. Duncan and S. D. Miller (eds) *The Heart and Soul of Change: What Works in Therapy*. Washington, DC: American Psychological Association.

Assagioli, R. (1975) *Psychosynthesis*. Wellingborough: Turnstone Press.

Barbas, H. (1995) Anatomic basis of cognitive-emotional interactions in the primate prefrontal cortex. *Neuroscience and Biobehavioral Reviews*, 19(3), 499–510.

Barkham, M. (2007) Methods, outcomes and processes in the psychological therapies across four successive research generations. In W. Dryden (ed.) *Dryden's Handbook of Individual Therapy* (5th edn). London: Sage.

Batchelor, A. and Horvath, A. (1999) The therapeutic relationship. In M. A. Hubble, B. L. Duncan and S. D. Miller (eds) *The Heart and Soul of Change: What Works in Therapy*. Washington, DC: American Psychological Association.

Bateman, A. and Fonagy, P. (2006) *Mentalization-Based Treatment for Borderline Personality Disorder: A Practical Guide*. Oxford: Oxford University Press.

Bateson, G. (1972) *Steps to an Ecology of Mind*. New York: Ballantine.

Bayer, B. M. and Shotter, J. (eds) (1998) *Reconstructing the Psychological Subject: Bodies, Practices and Technologies*. London: Sage.

Beck, A. T. (1976) *Cognitive Therapy and the Emotional Disorders*. New

York: Meridian.
Bedi, R. P., Davis, M. D. and Williams, M. (2005) Critical incidents in the formation of the therapeutic alliance from the client's perspective. *Psychotherapy: Theory, Research, Practice, Training*, 42(3), 311–323.
Beebe, B. (2000) Co-constructing mother–infant distress: the micro-synchrony of maternal impingement and infant avoidance in the face-to-face encounter. *Psychoanalytic Inquiry*, 20(3), 421–440.
Beebe, B. and Lachmann, F. M. (2002) *Infant Research and Adult Treatment: Co-constructing interactions*. Hillsdale, NJ: Analytic Press.
Beebe, B., Knoblauch, S., Rustin, J. and Sorter, D. (2005) *Forms of Intersubjectivity in Infant Research and Adult Treatment*. New York: Other Press.
Beisser, A. (1970) The paradoxical theory of change. In J. Fagan and I. L. Shepherd (eds) *Gestalt Therapy Now: Theory, Techniques, Applications*. New York: Harper & Row.
Beitman, B. D. (1992) Integration through fundamental similarities and useful differences among the schools. In J. C. Norcross and M. R. Goldfried (eds) *Handbook of Psychotherapy Integration*. New York: Basic Books.
Beitman, D. B., Soth, A. M. and Bumby, N. A. (2005) The future as an integrating force through the schools of psychotherapy. In J. C. Norcross and M. R. Goldfried (eds) *Handbook of Psychotherapy Integration*. New York: Oxford University Press.
Benjamin, J. (1995) *Like Subjects, Love Objects: Essays on Recognition and Sexual Difference*. New Haven and London: Yale University Press.
Berger, P. and Luckmann, T. (1966) *The Social Construction of Reality*. London: Penguin.
Berne, E. (1961) *Transactional Analysis in Psychotherapy*. New York: Ballantine.
Berne, E. (1966) *Principles of Group Treatment*. New York: Grove Press.
Berne, E. (1972) *What Do You Say After You Say Hello?* London: Corgi.
Bohart, A. C. (2000) The client is the most important common factor: clients' self-healing capacity and psychotherapy. *Journal of Psychotherapy Integration*, 10, 127–150.
Bohart, A. C., Elliott, R., Greenberg, L. S. and Watson, J. C. (2002) Empathy. In J. C. Norcross (ed.) *Psychotherapy Relationships that Work: Therapist Contributions and Responsiveness to Patients*. New York: Oxford University Press.
Bollas, C. (1991) *The Shadow of the Object: Psychoanalysis of the Unthought Known*. London: Free Association Books.
Bolton, G. (2005) *Reflective Practice: Writing and professional development* (2nd edn). London: Sage.
Bordin, E. S. (1994) Theory and research on the therapeutic working alliance: new directions. In A. O. Horvath and L. S. Greenberg (eds) *The Working Alliance: Theory, Research and Practice*. New York: Wiley.

Boston Change Process Study Group (2008) Forms of relational meaning: issues in the relations between the implicit and reflective domain. *Psychoanalytic Dialogues*, 18(2), 125–148.

Bowlby, J. (1953) *Child Care and the Growth of Love*. Harmondsworth: Pelican.

Bowlby, J. (1971) *Attachment and Loss, Vol. I. Attachment*. Harmondsworth: Pelican.

Bowlby, J. (1975) *Attachment and Loss, Vol. 2. Separation: Anxiety and Anger*. Harmondsworth: Pelican.

Bowlby, J. (1979) *The Making and Breaking of Affectional Bonds*. London: Tavistock.

Bowlby, J. (1988) *A Secure Base: Clinical Applications of Attachment Theory*. London: Routledge.

Bowlby, J. (1998) *Attachment and Loss, Vol. 3. Loss: Sadness and Depression*. London: Pimlico.

Brazier, D. (1995) *Zen Therapy: Transcending the Sorrows of the Human Mind*. New York: Wiley.

Briere, J. and Scott, C. (2006) *Principles of Trauma Therapy: A Guide to Symptoms, Evaluation, and Treatment*. Thousand Oaks, CA: Sage.

British Psychological Society (BPS) (2006) *Code of Ethics and Conduct*. Leicester: British Psychological Society.

Buber, M. (1923/1996) *I and Thou* (translated by W. Kaufman). New York: Touchstone.

Burckell, L. A. and Goldfried, M. R. (2006) Therapist qualities preferred by sexual-minority individuals. *Psychotherapy: Theory, Research, Practice, Training*, 43(1), 32–49.

Casement, P. (2002) *Learning from our Mistakes*. Hove, UK: Brunner-Routledge.

Chused, M. D. (1991) The evocative power of enactments. *Journal of the American Psychoanalytic Association*, 39, 615–639.

Clark, D. M. (1996) Anxiety states. In K. Hawton, P. M. Salkovskis, J. Kirk and D. M. Clark, *Cognitive Behaviour Therapy for Psychiatric Problems*. Oxford: Oxford University Press.

Clarkson, P. (1989) *Gestalt Counselling in Action*. London: Sage.

Clarkson, P. (1990) A multiplicity of psychotherapeutic relationships. *British Journal of Psychotherapy*, 7(2), 148–163.

Clarkson, P. (1992) *Transactional Analysis Psychotherapy*. London and New York: Routledge.

Clarkson, P. and Lapworth, P. (1992) Systemic integrative psychotherapy. In W. Dryden (ed.) *Integrative and Eclectic Therapy: A Handbook*. Buckingham: Open University Press.

Cooper, M. (2008) *Essential Research Findings in Counselling and Psychotherapy*. London: Sage.

Copsey, N. (2006) Giving a voice to spiritual yearning. *British Journal of Psychotherapy Integration*, 3(1), 56–61.

Cozolino, L. J. (2002) *The Neuroscience of Psychotherapy: Building and Rebuilding the Human Brain*. New York: Norton.

Cozolino, L. J. (2006) *The Neuroscience of Human Relationships: Attachment and the Developing Social Brain*. New York: Norton.

Curry, A. (1964) Myth, transference and the black psychotherapist. *International Review of Psychoanalysis*, 5, 547–554.
Damasio, A. (1994) *Descartes' Error: Emotion, Reason and the Human Brain*. London: Macmillan.
Damasio, A. (2000) *The Feeling of What Happens: Body, Emotion and the Making of Consciousness*. London: Vintage.
De Swaan, A. (1990) *The Management of Normality*. London and New York: Routledge.
Dhillon-Stevens, H. (2005) Personal and professional integration of anti-oppressive practice and the multiple oppression model in psychotherapeutic education. *British Journal of Psychotherapy Integration*, 1(2), 47–61.
Dollard, J. and Miller, N. E. (1950) *Personality and Psychotherapy*. New York: McGraw-Hill.
Duncan, B. L., Miller, S. D. and Sparks, J. A. (2004) *The Heroic Client*. San Francisco: Jossey-Bass.
Elton Wilson, J. (1996) *Time-Conscious Psychological Therapy*. London and New York: Routledge.
Epstein, M. (1995) *Thoughts without a Thinker*. New York: Basic Books.
Erskine, R. G. (1994) Shame and self-righteousness: transactional analysis perspectives and clinical interventions. *Transactional Analysis Journal*, 24(2), 86–102.
Erskine, R. G. and Zalcman, M. J. (1979) The racket system. *Transactional Analysis Journal*, 9(1), 51–59.
Etherington, K. (2000) *Narrative Approaches to Working with Adult Male Survivors of Child Sexual Abuse*. London and Philadelphia: Jessica Kingsley Publishers.
Etherington, K. (2003) *Trauma, the Body and Transformation: A Narrative Inquiry*. London and New York: Jessica Kingsley Publishers.
Evans, K. R. (1994) Healing shame: a gestalt perspective. *Transactional Analysis Journal*, 24(2), 103–120.
Evans, K. R. and Gilbert, M. C. (2005) *An Introduction to Integrative Psychotherapy*. London: Palgrave.
Eubanks-Carter, C., Burckell, L. A. and Goldfried, M. R. (2005) Future directions in psychotherapy integration. In J. C. Norcross and M. R. Goldfried (eds) *Handbook of Psychotherapy Integration*. New York: Oxford University Press.
Famularo, R., Kinscherff, R. and Fenton, T. (1992) Psychiatric diagnoses of abusive mothers: a preliminary report. *Journal of Nervous and Mental Disease*, 180, 658–661.
Feltham, C. (2007) Individual therapy in context. In W. Dryden (ed.) *Dryden's Handbook of Individual Therapy* (5th edn). London: Sage.
Ferenczi, S. (1994) *Final Contributions to the Problems and Methods of Psycho-Analysis* (edited by Michael Balint, translated by Eric Mosbacher and others). London: Karnac.
Fiedler, F. E. (1950) A comparison of therapeutic relationships in psychoanalysis, nondirective and Adlerian therapy. *Journal of Consulting Psychology*, 14, 239–245.

Field, T., Healy, B., Goldstein, S. and Guthertz, M. (1990) Behavior state matching and synchrony in mother–infant interactions of nondepressed versus depressed dyads. *Developmental Psychology*, 26(1), 7–14.

Fonagy, P. (2001) *Attachment Theory and Psychoanalysis*. London: Karnac.

Fonagy, P. and Target, M. (1997) Attachment and reflective function: their role in self-organization. *Development and Psychopathology*, 9, 679–700.

Fonagy, P., Steele, H., Moran, G., Steele, M. and Higgitt, A. (1991) The capacity for understanding mental states: the reflective self in parent and child and its significance for security of attachment. *Infant Mental Health Journal*, 13, 200–217.

Fonagy, P., Steele, H., Moran, G., Steele, M. and Higgitt, A. (1993) Measuring the ghost in the nursery: an empirical study of the relation between parents' mental representations of childhood experiences and their infants' security of attachment. *Journal of the American Psychoanalytic Association*, 41, 957–989.

Fonagy, P., Gergely, G., Jurist, E. L. and Target, M. (2002) *Affect Regulation, Mentalization, and the Development of the Self*. New York: Other Press.

Foucault, M. (1981) *The History of Sexuality*, Vol. 1. London: Penguin.

Francis, D. D., Diorio, J., Liu, D. and Meaney, M. J. (1999) Non-genomic transmission across generations of maternal behavior and stress responses in the rat. *Science*, 286, 1155–1158.

Frank, J. D. and Frank. J. B. (1961) *Persuasion and Healing*. Baltimore, MA: Johns Hopkins University Press.

Frank, J. D. and Frank, J. B. (1993) *Persuasion and Healing* (3rd edn). Baltimore, MA: Johns Hopkins University Press (first edition published 1961).

French, T. M. (1933) Interrelations between psychoanalysis and the experimental work of Pavlov. *American Journal of Psychiatry*, 89, 1165–1203.

Freud, S. (1913) On the beginning of treatment: further recommendations on the technique of psycho-analysis. In *Sigmund Freud Collected Papers, Vol. 2* (translated by Joan Riviere). New York: Basic Books, 1959.

Freud, S. (1915) Further recommendations in the technique of psycho-analysis: observations on transference-love. In *Sigmund Freud Collected Papers, Vol. 2* (translated by Joan Riviere). New York: Basic Books, 1959.

Gabbard, G. O. (2005) *Psychodynamic Psychiatry in Clinical Practice* (4th edn). Washington, DC: American Psychiatric Publishing.

Gallese, V. (2001) The 'shared manifold' hypothesis: from mirror neurons to empathy. *Journal of Consciousness Studies*, 8(5–7), 33–50.

Gallese, V. and Goldman, A. (1998) Mirror neurons and the simulation theory of mind-reading. *Trends in Cognitive Sciences*, 2, 493–501.

Geertz, C. (1975) *The Interpretation of Cultures*. London: Hutchinson.

Gelso, C. J. and Carter, J. A. (1985) The relationship in counselling and psychotherapy: components, consequences, and theoretical antecedents. *The Counselling Psychologist*, 13(2), 155–243.

Gelso, C. J. and Carter, J. A. (1994) Components of the psychotherapy relationship: their interaction and unfolding during treatment. *Journal of Counseling Psychology*, 41(3), 296–306.

George, C. and Main, M. (1996) Representational models of relationships: links between caregiving and attachment. *Infant Mental Health Journal*, 17, 198–216.

Gergen, K. J. (2009) *An Invitation to Social Construction* (2nd edn). London: Sage.

Gerhardt, S. (2004) *Why Love Matters: How Affection Shapes a Baby's Brain*. Hove and New York: Brunner-Routledge.

Gerson, S. (2004) The relational unconscious: a core element of intersubjectivity, thirdness, and clinical process. *Psychoanalytic Quarterly*, 73, 63–97.

Glaser, D. (2003) Early experience, attachment and the brain. In J. Corrigall and H. Wilkinson (eds) *Revolutionary Connections: Psychotherapy and Neuroscience*. London: Karnac.

Glass, C. R. and Arnkoff, D. B. (2000) Consumers' perspectives on helpful and hindering factors in mental health treatment. *Journal of Clinical Psychology*, 56(11), 1467–1480.

Goldfried, M. R. (1980) Toward a delineation of therapeutic change principles. *American Psychologist*, 35(11), 991–999.

Goldfried, M. R. (1987) A common language for the psychotherapies: commentary. *Journal of Integrative and Eclectic Psychotherapy*, 6, 200–204.

Goldfried, M. R. (1995a) *From Cognitive-Behavior Therapy to Psychotherapy Integration*. New York: Springer.

Goldfried, M. R. (1995b) Toward a common language for case formulation. *Journal for Psychotherapy Integration*, 5(3), 221–224.

Goldfried, M. R., Pachantis, J. E. and Bell, A. E. (2005) A history of psychotherapy integration. In J. C. Norcross and M. R Goldfried (eds) *Handbook of Psychotherapy Integration*. New York: Oxford University Press.

Greenberg, J. R. (1999) Theoretical models of the analyst's neutrality. In S. A. Mitchell and L. Aron (eds) *Relational Psychoanalysis: The Emergence of a Tradition*. Hillsdale, NJ: Analytic Press.

Greenberg, J. R. and Mitchell, S. A. (1983) *Object Relations in Psychoanalytic Theory*. Cambridge, MA: Harvard University Press.

Greenson, R. R. (1965) The working alliance and the transference neurosis. *Psychoanalytic Quarterly*, 34, 155–181.

Guajardo, J. M. F. and Anderson, T. (2007) An investigation of psychoeducational interventions about therapy. *Psychotherapy Research*, 17(1), 120–127.

Guntrip, H. (1992) *Schizoid Phenomena, Object-Relations and the Self*. London: Karnac.

Hargaden, H. and Sills, C. (2002) *Transactional Analysis: A Relational Perspective*. London and New York: Routledge.

Harr, R. (1986) *The Social Construction of Emotions*. New York: Blackwell.

Hart, S. (2008) *Brain, Attachment, Personality: An Introduction to Neuroaffective Development*. London: Karnac.

Hayley, J. (1978) *Problem-Solving Therapy*. San Francisco: Jossey-Bass.

Heimann. P. (1950) On counter-transference. *International Journal of Psychoanalysis*, 31, 31–34.

Heller, W. (1993) Neuropsychological mechanisms of individual differences in emotion, personality, and arousal. *Neuropsychology*, 7, 476–489.

Herman, J. L. (1992) *Trauma and Recovery*. New York: Basic Books.

Hill, C. E. and Knox, S. (2002) Self-disclosure. In J. C. Norcross (ed.) *Psychotherapy Relationships that Work: Therapist Contributions and Responsiveness to Patients*. New York: Oxford University Press.

Hoffman, L. (1992) A reflexive stance for family therapy. In S. McNamee and K. G. Gergen (eds) *Therapy as Social Construction*. London: Sage.

Hollanders, H. (2007) Integrative and eclectic approaches. In W. Dryden (ed.) *Dryden's Handbook of Individual Therapy* (5th edn). London: Sage.

Holmes, J. (1993) *John Bowlby and Attachment Theory*. London and New York: Routledge.

Holmes, J. and Bateman, A. (eds) (2002) *Integration in Psychotherapy: Models and Methods*. Oxford: Oxford University Press.

Horvath, A. O. and Bedi, R. P. (2002) The alliance. In J. C. Norcross (ed.) *Psychotherapy Relationships that Work: Therapist Contributions and Responsiveness to Patients*. New York: Oxford University Press.

Houston, J. (1982) *The Possible Human*. Los Angeles: J. P. Tarcher.

Hubble, M. A., Duncan, B. L. and Miller, S. D. (1999) *The Heart and Soul of Change: What Works in Therapy*. Washington, DC: American Psychological Association.

Hycner, R. (1993) *Between Person and Person: Toward a Dialogical Psychotherapy*. Gouldsboro, ME: Gestalt Journal Press.

Hycner, R. and Jacobs, L. (1995) *The Healing Relationship in Gestalt Therapy*. Gouldsboro, ME: Gestalt Journal Press.

Izard, C. E. and Kobak, R. R. (1991) Emotions systems functioning and emotion regulation. In J. Garber and A. Dodge (eds) *The Development of Emotion Regulation and Dysregulation*. Cambridge: Cambridge University Press.

Jacobs, J. J. (1986) On countertransference enactments. *Journal of the American Psychoanalytic Association*, 34, 289–307.

Jacobs, M. (1986) *The Presenting Past: An Introduction to Practical Psychodynamic Counselling*. Milton Keynes: Open University Press.

Jaffe, L. (ed.) (2004) *The Technique and Practice of Psychoanalysis, Vol III: The Training Seminars of Ralph R. Greenson, M. D.* Madison, CT: International Universities Press.

Johnson, S. (1994) *Character Styles*. New York: Norton.

Johnson, S. M. (1985) *Characterological Transformation: The Hard Work Miracle*. New York: Norton.

Joines, V. and Stewart, I. (2002) *Personality Adaptations*. Kegworth: Lifespace.

Jones, M. A., Botsko, M. and Gorman, B. S. (2003) Predictors of

psychotherapeutic benefit of lesbian, gay and bisexual clients: the effects of sexual orientation matching and other factors. *Psychotherapy: Theory, Research, Practice, Training*, 40(4), 289–301.
Joyce, P. and Sills, C. (2001) *Skills in Gestalt Counselling and Psychotherapy*. London: Sage.
Jung, C. G. (1961) *Collected Works* 16, para 452. Quoted in A. Samuels (1985) *Jung and the Post-Jungians*. London: Tavistock.
Jung, C. G. (1968) *Analytical Psychology: Its Theory and Practice*. New York: Random House.
Kahn, M. (1997) *Between Therapist and Client: The New Relationship*. New York: Henry Holt.
Kandel, E. R. (2005) *Psychiatry, Psychoanalysis, and the New Biology of Mind*. Washington, DC: American Psychiatric Publishing.
Kareem, J. and Littlewood, R. (eds) (2000) *Intercultural Therapy* (2nd edn). Oxford: Blackwell.
Karr-Morse, R. and Wiley, M. S. (1997) *Ghosts from the Nursery: Tracing the Roots of Violence*. New York: Atlantic Monthly Press.
Kaufman, G. (1989) *The Psychology of Shame*. London and New York: Routledge.
Kepner, J. I. (1987) *Body Process: A Gestalt Approach to Working with the Body in Psychotherapy*. New York: Gestalt Institute of Cleveland Press.
King, M., Semylin, J., Killaspy, H., Nazareth, I. and Osborn, D. (2007) *A Systematic Review of Research on Counselling and Psychotherapy for Lesbian, Gay, Bisexual and Transgender People*. Rugby: BACP.
Kohut, H. (1977) *The Restoration of the Self*. Madison, CT: International Universities Press.
Kohut, H. (1978) *The Search for the Self: Selected Writings of Heinz Kohut Volume 1*. Madison, CT: International Universities Press.
Kohut, H. (1984) *How Does Analysis Cure?* Chicago: Chicago University Press.
Kohut, H. (1990) *The Search for the Self: Selected Writings of Heinz Kohut Volume 3*. Madison, CT: International Universities Press.
Kohut, H. (1992) *The Analysis of the Self*. Madison, CT: International Universities Press.
Krueger, D. W. (1989) *Body Self and Psychological Self*. New York: Brunner/Mazel.
Krystal, H. (1968) *Massive Psychic Trauma*. Madison, CT: International Universities Press.
Krystal, H. (1988) *Integration and Self-healing: Affect, Trauma, Alexithymia*. Hillsdale, NJ: Analytic Press.
Kutchins, H. and Kirk, S. A. (1997) *Making Us Crazy: DSM: The Psychiatric Bible and the Creation of Mental Disorders*. London: Constable.
Lago, C. and Thompson, J. (1996) *Race, Culture and Counselling*. Buckingham: Open University Press.
Laing, R. (1960) *The Divided Self*. Harmondsworth: Penguin.
Lapworth, P., Sills, C. and Fish, S. (2001) *Integration in Counselling and Psychotherapy*. London: Sage.
Layard, R., Bell, S., Clark, D., Knapp, M., Baroness Meacher, Priebe,

S., Thornicroft, G., Lord Turnberg and Wright, B. (2007) *The Depression Report*. London: HMSO.

Lazarus, A. A. (1981) *The Practice of Multi-Modal Therapy*. New York: McGraw-Hill.

Leach, C., Lucock, M., Barkham, M., Noble, R., Clarke, L. and Iveson, S. (2005) Assessing risk and emotional disturbance using the CORE-OM and HoNOS outcome measures. *Psychiatric Bulletin*, 29, 419–422.

Leader, D. (2008) A quick fix for the soul. *Guardian*, 9 September.

Leahey, T. H. (2004) *A History of Psychology: Main Currents in Psychological Thought* (6th edn). Upper Saddle River, NJ: Pearson Prentice Hall.

LeDoux, J. (1998) *The Emotional Brain*. London: Phoenix.

Lee, R. R. and Martin, J. C. (1991) *Psychotherapy after Kohut: A Textbook of Self Psychology*. Hillsdale, NJ: Analytic Press.

Lewin, K. (1997) *Resolving Social Conflicts and Field Theory in Social Science*. Washington, DC: American Psychological Association.

Linehan, M. L. (1993) *Cognitive-Behavioral Treatment for Borderline Personality Disorder*. New York: Guilford Press.

Littlewood, R. and Lipsedge, M. (1997) *Aliens and Alienists: Ethnic Minorities and Psychiatry* (3rd edn). London and New York: Routledge.

Luborsky, L. (1994) Therapeutic alliances as predictors of psychotherapy outcomes: factors explaining the predictive success. In A. O. Horvath and L. S. Greenberg (eds) *The Working Alliance: Theory, Research and Practice*. New York: Wiley.

Luborsky, L., Singer, B. and Luborsky, L. (1975) Comparative studies of psychotherapy: is it true that everyone has won and all will have prizes? *Archives of General Psychiatry*, 32, 995–1008.

Mackewn, J. (1997) *Developing Gestalt Counselling*. London: Sage.

McLaughlin, J. (1991) Clinical and theoretical aspects of enactment. *Journal of the American Psychoanalytical Association*, 39: 595–614.

McLaughlin, J. T. and Cornell, W. F. (eds) (2005) *The Healer's Bent: Solitude and Dialogue in the Clinical Encounter*. Hillsdale, NJ: Analytic Press.

McLeod, J. (1997) *Narrative and Psychotherapy*. London: Sage.

McNamee, S. and Gergen, K. J. (eds) (1992) *Therapy as Social Construction*. London: Sage.

Maguire, K. (2001) Working with survivors of torture and extreme experiences. In S. Kink-Spooner and C. Newnes (eds) *Spirituality and Psychotherapy*. Ross-on-Wye: PCCS.

Main, M. (1993) Discourse, prediction, and recent studies in attachment: implications for psychoanalysis. *Journal of the American Psychoanalytic Association*, 41, 209–244.

Main, M. (1995) Attachment: overview, with implications for clinical work. In S. Goldberg, R. Muir and J. Kerr (eds) *Attachment Theory: Social, Developmental and Clinical Perspectives*. Hillsdale, NJ: Analytic Press.

Main, M. (1996) Introduction to the special section on attachment and psychopathology: 2. Overview of the field of attachment. *Journal of Consulting and Clinical Psychology*, 64, 237–243.

Main, M. and Goldwyn, R. (1984) Predicting rejection of her infant from mother's representation of her own experience: Implications for the abused–abuser intergenerational cycle. *International Journal of Child Abuse and Neglect*, 8, 203–217.

Main, M. and Solomon, J. (1986) Discovery of an insecure-disorganized/disoriented attachment pattern. In T. B. Brazelton and M. Yogman (eds) *Affective Development in Infancy*. Norwood, NJ: Ablex.

Main, M. and Solomon, J. (1990) Procedures for identifying infants as disorganized/disoriented during the Ainsworth Strange Situation. In M. T. Greenberg, D. Cicchetti and E. M. Cummings (eds) *Attachment in the Preschool Years: Theory, Research and Intervention*. Chicago: University of Chicago Press.

Main, M., Kaplan, N. and Cassidy, J. (1985) Security in infancy, childhood and adulthood: a move to the level of representation. In I. Bretherton and E. Waters (eds) *Growing Points of Attachment Theory and Research. Monographs of the Society for Research in Child Development*, 50(2–3), 66–104.

Mann, D. (1997) *Psychotherapy: An Erotic Relationship*. London and New York: Routledge.

Mann, D. (1999) *Erotic Transference and Countertransference: Clinical Practice in Psychotherapy*. London and New York: Routledge.

Maroda, K. J. (1991) *The Power of Countertransference: Innovations in Analytic Technique*. Chichester: Wiley.

Maroda, K. J. (2002) *Seduction, Surrender, and Transformation: Emotional Engagement in the Analytic Process*. Hillsdale, NJ: Analytic Press.

Martin, D. J., Garske, J. P. and Davis, K. M. (2000) Relation of the therapeutic alliance with outcome and other variables: a meta-analytic review. *Journal of Consulting and Clinical Psychology*, 68, 438–450.

Maslow, A. H. (1987) *Motivation and Personality* (3rd edn). New York: Harper & Row.

Masterson, J. F. (1985) *The Real Self*. New York: Brunner/Mazel.

May, R., Angel, E. and Ellenberger, H. F. (1958/1994) *Existence*. New Jersey: Jason Aronson.

Mearns, D. and Thorne, B. (1988) *Person-Centred Counselling in Action*. London: Sage.

Mearns, D. and Cooper, M. (2005) *Working at Relational Depth in Counselling and Psychotherapy*. London: Sage.

Messer, S. B. (2001) Introduction to special issue on assimilative integration. *Journal of Psychotherapy Integration*, 11(1), 1–4.

Messler Davies, J. (2003) Falling in love with love. *Psychoanalytic Dialogues*, 13(1), 1–27.

Miller, R. (2006) The first session with a new client: five stages. In R. Bor and M. Watts (eds) *The Trainee Handbook: A Guide for Counselling and Psychotherapy Trainees* (2nd edn). London: Sage.

Miller, S. D., Duncan, L. D. and Hubble, M. A. (2005) Outcome-focused clinical work. In J. C. Norcross and M. R. Goldfried (eds)

Handbook of Psychotherapy Integration. New York: Oxford University Press.

Mitchell, S. A. and Aron, L. (eds) (1999) *Relational Psychoanalysis: The Emergence of a Tradition*. Hillsdale, NJ: Analytic Press.

Mollon, P. (2001) *Releasing the Self: The Healing Legacy of Heinz Kohut*. London: Whurr.

Mollon, P. (2005) *EMDR and the Energy Therapies: Psychoanalytic Perspectives*. London: Karnac.

Myers, C. S. (1940) *Shell Shock in France 1914–1918*. Cambridge: Cambridge University Press.

Nathan, P. E. and Gorman, J. M. (2007) *A Guide to Treatments that Work* (3rd edn). New York: Oxford University Press.

Nathanson, D. L. (1992) *Shame and Pride*. New York: Norton.

Newman, A. (1995) *Non-compliance in Winnicott's Words: Companion to the Writings and Work of D. W. Winnicott*. London: Free Association Books.

Newnes, C. (2007) The implausibility of researching and regulating psychotherapy. *Journal of Critical Psychology, Counselling and Psychotherapy*, 7(4), 221–228.

Nijenhuis, E. R. S., Van der Hart, O. and Steele, K. (2004) Trauma-related structural dissociation of the personality. Retrieved 10 January 2009 from www.trauma-pages.com/a/nijenhuis-2004.php

Norcross, J. C. (2002) Empirically supported therapy relationships. In J. C. Norcross (ed.) *Psychotherapy Relationships that Work: Therapist Contributions and Responsiveness to Patients*. New York: Oxford University Press.

O'Brien, M. and Houston, G. (2007) *Integrative Therapy: A Practitioner's Guide* (2nd edn). London: Sage.

Ogden, P., Minton, K. and Pain, C. (2006) *Trauma and the Body: A Sensorimotor Approach to Psychotherapy*. New York: Norton.

Ogden, T. H. (1999) The analytic third: working with intersubjective clinical facts. In S. Mitchell and L. Aron (eds) *Relational Psychoanalysis: The Emergence of a Tradition*. Hillsdale, NJ: Analytic Press.

O'Hara, M. M. (1984) Person-centred gestalt: towards a holistic synthesis. In R. F. Levant and J. M. Shlien (eds) *Client-Centred Therapy and the Person-Centred Approach: New Directions in Theory, Research and Practice*. Westport, CT: Praeger.

O'Reilly Byrne, N. and Colgan McCarthy, I. (1999) Feminism, politics and power in therapeutic discourse: fragments from the fifth province. In I. Parker (ed.) *Deconstructing Psychotherapy*. London: Sage.

Orlans, V. (2007) From structure to process: ethical demands of the postmodern era. *British Journal of Psychotherapy Integration*, 4(1), 54–61.

Orlans, V. with Van Scoyoc, S. (2009) *A Short Introduction to Counselling Psychology*. London: Sage.

Orlinsky, D. E., Graw, K. and Parks, B. (1994) Process and outcome in psychotherapy – noch einmal. In A. E. Bergin and S. L. Garfield (eds) *Handbook of Psychotherapy and Behavior Change* (4th edn). New York: Wiley.

Panksepp, J. (1998) *Affective Neuroscience: The Foundations of Human and Animal Emotions*. New York: Oxford University Press.
Parker, I., Georgaca, E., Harper, D., McLaughlin, T. and Stowell-Smith, M. (1995) *Deconstructing Psychopathology*. London: Sage.
Paul, G. L. (1967) Strategy of outcome research in psychotherapy. *Journal of Consulting Psychology*, 31(2), 109–118.
Perls, F., Hefferline, R. and Goodman, P. (1951/1994) *Gestalt Therapy: Excitement and Growth in the Human Personality*. Gouldsboro, ME: Gestalt Journal Press.
Pilgrim, D. (1997) *Psychotherapy and Society*. London: Sage.
Polster, E, (1995) *A Population of Selves*. San Francisco: Jossey-Bass.
Polster, E. and Polster, M. (1974) *Gestalt Therapy Integrated: Contours of Theory and Practice*. New York: Vintage Books.
Post, R. M., Weiss, S. R. B. and Leverich, G. S. (1994) Recurrent affective disorder: roots in developmental neurobiology and illness progression based on changes in gene expression. *Development and Psychopathology*, 6, 781–813.
Reddy, V. (2008) *How Infants Know Minds*. Cambridge, MA: Harvard University Press.
Ringstrom, P. A. (2001) Cultivating the improvisational in psychoanalytic treatment. *Psychoanalytic Dialogues*, 11, 727–754.
Rogers, C. R. (1951) *Client-centered Therapy*. Boston, MA: Houghton Mifflin.
Rogers, C. R. (1980) A *Way of Being*. Boston: Houghton Mifflin.
Rosen, S. (ed.) (1982) *My Voice Will Go With You: The Teaching Tales of Milton H. Erickson*. New York: Norton.
Roth, A. and Fonagy, P. (2005) *What Works for Whom: A Critical Review of Psychotherapy Research* (2nd edn). New York: Guilford Press.
Rothschild, B. (2000) *The Body Remembers: The Psychophysiology of Trauma and Trauma Treatment*. New York: Norton.
Rowan, J. (2005) *The Transpersonal: Spirituality in Psychotherapy and Counselling* (2nd edn). London and New York: Routledge.
Rowan, J. and Jacobs, M. (2002) *The Therapist's Use of the Self*. Buckingham: Open University Press.
Rozenweig, S. (1936) Some implicit common factors in diverse methods in psychotherapy. 'At last,' the Dodo said, 'Everybody has won and all must have prizes.' *American Journal of Orthopsychiatry*, 6, 412–415.
Rupert, F. (2008) *Trauma, Bonding and Family Constellations: Understanding and Healing Injuries of the Soul*. Frome: Green Balloon.
Rycroft, C. (1979) *A Critical Dictionary of Psychoanalysis*. London: Penguin.
Ryle, A. (1990) *Cognitive-Analytic Therapy: Active Participation in Change*. Chichester: Wiley.
Safran, J. (1993) The therapeutic alliance rupture as a transtheoretical phenomenon: definitional and conceptual issues. *Journal of Psychotherapy Integration*, 3(1): 33–49.
Safran, J. D. and Muran, J. C. (2000) *Negotiating the Therapeutic*

Alliance: A Relational Treatment Guide. New York: Guilford Press.

Safran, J. D. and Muran, J. C. (2006) Has the concept of the therapeutic alliance outlived its usefulness? *Psychotherapy: Theory, Research, Practice, Training*, 43(3), 286–291.

Safran, J. D., Muran, J. C., Samstag, L. W. and Stevens, C. (2002) Repairing alliance ruptures. In J. C. Norcross (ed.) *Psychotherapy Relationships that Work: Therapist Contributions and Responsiveness to Patients*. New York: Oxford University Press.

Sampson, E. E. (1998) Life as an embodied art: the second stage – beyond constructionism. In B. M. Bayer and J. Shotter (eds) *Reconstructing the Psychological Subject: Bodies, Practices and Technologies*. London: Sage.

Schiff, J. L., Mellor, K., Richman, D., Fishman, J., Wolz, L. and Mombe, D. (1975) *Cathexis Reader: Transactional Analysis Treatment of Psychosis*. New York: Harper and Row.

Schön, D. A. (1983) *The Reflective Practitioner: How Professionals Think in Action*. London: Temple Smith.

Schore, A. N. (1994) *Affect Regulation and the Origin of the Self: The Neurobiology of Emotional Development*. Hillsdale, NJ: Lawrence Erlbaum Associates, Inc.

Schore, A. N. (2003a) *Affect Dysregulation and Disorders of the Self*. New York: Norton.

Schore, A. N. (2003b) *Affect Regulation and the Repair of the Self*. New York: Norton.

Schore, A. N. (2003c) Early relational trauma, disorganized attachment, and the development of a predisposition to violence. In M. F. Solomon and D. J. Siegle (eds) *Healing Trauma: Attachment, Mind, Body, and Brain*. New York: Norton.

Schore, A. N. (2005) *Repair of the Self: Psychotherapy for the 21st Century*. Conference presentation, London, September.

Schottenbauer, M. A., Glass, C. R. and Arnkoff, D. B. (2005) Outcome research on psychotherapy integration. In J. C. Norcross and M. R. Goldfried (eds) *Handbook of Psychotherapy Integration*. New York: Oxford University Press.

Schwartz, J. M., Stoessel, P. W., Baxter, L. R., Martin, K. M. and Phelps, M. E. (1996) Systematic cerebral glucose metabolic rate changes after successful behavior modification treatment of obsessive-compulsive disorder. *Archives of General Psychiatry*, 53, 109–113.

Seligman, M. (1995) The effectiveness of psychotherapy: the consumer reports study. *American Psychologist*, 50(12), 965–974.

Siegel, D. J. (1999) *The Developing Mind*. New York: Guilford Press.

Siegel, D. J. (2001) Toward an interpersonal neurobiology of the developing mind: attachment relationships, 'mindsight', and neural integration. *Infant Mental Health Journal*, 22(1–2), 67–94.

Skills for Health (2008) *Psychological Therapies National Occupational Standard Development Project: Briefing Sheet*. Downloaded 11 September 2009 from www.skillsforhealth.org.uk and reflecting an update from 18 December 2008.

Slavin, J. H. (2007) The imprisonment and liberation of love: the dangers and possibilities of love in the psychoanalytic relationship. *Psychoanalytic Inquiry*, 27(3), 197–218.

Slochower, J. (1996) Holding something old and something new. In L. Aron and A. Harris (eds) *Relational Psychoanalysis*, Vol. 2. Hillsdale, NJ: Analytic Press.

Smith, M. L. and Glass, C. V. (1977) Meta-analysis of psychotherapy outcome studies. *American Psychologist*, 32, 752–760.

Smith, S. (2006) The transpersonal: from 'subjective knowing' to neurobiology. *British Journal of Psychotherapy Integration*, 3(1), 16–23.

Smith Benjamin, L. S. (2003) *Interpersonal: Diagnosis and Treatment of Personality Disorders* (2nd edn). New York: Guilford Press.

Snyder, C. R., Michael, S. T. and Cheavens, J. S. (1999) Hope as a psychotherapeutic foundation of common factors, placebos, and expectancies. In M. A. Hubble, B. L. Duncan and S. D. Miller, *The Heart and Soul of Change: What Works in Therapy*. Washington, DC: American Psychological Association.

Spence, D. P. (1982) *Narrative Truth and Historical Truth: Meaning and Interpretation in Psychoanalysis*. New York: Norton.

Spinelli, E. (2007) *Practising Existential Psychotherapy*. London: Sage.

Steele, H. and Steele, M. (eds) (2008) *Clinical Applications of the Adult Attachment Interview*. New York: Guilford Press.

Stern, D. (1983) Unformulated experience – from familiar chaos to creative disorder. *Contemporary Psychoanalysis*, 19, 71–99.

Stern, D. N. (1985a) Affect attunement. In J. D. Call, E. Galenson and R. L. Tyson (eds) *Frontiers of Infant Psychiatry, Vol. 2*. New York: Basic Books.

Stern, D. N. (1985b) *The Interpersonal World of the Human Infant: A View from Psychoanalysis and Developmental Psychology* (1st edn). New York: Basic Books.

Stern, D. N. (2003) *The Interpersonal World of the Human Infant: A View from Psychoanalysis and Developmental Psychology* (2nd edn). London: Karnac (first published by Basic Books, 1998).

Stern, D. N. (2004) *The Present Moment in Psychotherapy and Everyday Life*. New York: Norton.

Stern, D. N. and the Boston Change Process Study Group (2003) On the other side of the moon: the import of implicit knowledge for Gestalt therapy. In M. Spagnuolo Lobb and N. Amendt-Lyon (eds) *Creative License: The Art of Gestalt Therapy*. New York: Springer.

Stiles, W. B., Barkham, M., Mellor-Clark, J. and Connell, J. (2008) Effectiveness of cognitive-behavioural, person-centred, and psychodynamic therapies in UK primary-care routine practice: replication in a larger sample. *Psychological Medicine*, 38, 677–688.

Stolorow, R. D. and Atwood, G. E. (1992) *Contexts of Being*. Hillsdale, NJ: Analytic Press.

Stolorow, R. D., Atwood, G. E. and Brandchaft, B. (1994) *The Intersubjective Perspective*. Northvale, NJ: Jason Aronson.

Strathearn, L. (2007) Exploring the neurobiology of attachment. In L. Mayes, P. Fonagy and M. Target, *Developmental Science and Psychoanalysis*. London: Karnac.

Sunderland, M. (2000) *Using Story Telling as a Therapeutic Tool with Children*. Bicester: Speechmark.

Suzuki, D. T. (1969) *An Introduction to Zen Buddhism*. London: Rider.

Szasz, T. (1961) *The Myth of Mental Illness: Foundations of a Theory of Personal Conduct*. New York: Dell.

Szasz, T. (1963) *Law, Liberty and Psychiatry: An Inquiry into the Social Uses of Mental Health Practices*. New York: Macmillan.

Tallman, K. T. and Bohart, A. C. (2005) The client as a common factor: clients as self healers. In J. C. Norcross and M. R. Goldfried (eds) *Handbook of Psychotherapy Integration*. New York: Oxford University Press.

Timerman, J. (1988) *Prisoner Without a Name: Cell Without a Number* (translated by T. Talbot). New York: Vintage.

Tolpin, M. (1997) Compensatory structures: paths to the restoration of the self. In A. Goldberg (ed.) *Conversations in Self Psychology: Progress in Self Psychology, Vol. 13*. Hillsdale, NJ: Analytic Press.

Tolpin, M. (2002) Doing psychoanalysis of normal development: forward edge transferences. In A. Goldberg (ed.) *Postmodern Self Psychology: Progress in Self Psychology, Vol. 18*. Hillsdale, NJ: Analytic Press.

Trevarthen, C. (1989) Development of early social interactions and the affective regulation of brain growth. In C. von Euier, H. Forssberg and H. Lagercrantz (eds) *Neurobiology of Early Infant Behaviour*. London: Macmillan.

Trevarthen, C. (1993) The self born in intersubjectivity: the psychology of an infant communicating. In U. Neisser (ed.) *The Perceived Self: Ecological and Interpersonal Sources of Self Knowledge*. New York: Cambridge University Press.

Trevarthen, C. (2001) Intrinsic motives for companionship in understanding: their origin, development, and significance for infant mental health. *Infant Mental Health Journal*, 22(1–2), 95–131.

Tronick, E. Z. and Weinberg, M. K. (1997) Depressed mothers and infants: failure to form dyadic states of consciousness. In L. Murray and P. J. Cooper (eds) *Postpartum Depression and Child Development*. New York: Guilford Press.

Trüb, H. (1964) From the self to the world (translated by W. Hallo). In M. S. Friedman (ed.) *The Worlds of Existentialism: A Critical Reader*. Chicago: University of Chicago Press (original work published 1947).

Tryon, G. S. and Winograd, G. (2002) Goal consensus and collaboration. In J. C. Norcross (ed.) *Psychotherpay Relationships that Work: Therapist Contributions and Responsiveness to Patients*. Oxford: Oxford University Press.

Van der Hart, O., Nijenhuis, R. S. and Steele, K. (2006) *The Haunted Self*. New York: Norton.

van der Kolk, B. A., McFarlane, A. C. and Weisaeth, L. (eds) (1996) *Traumatic Stress: The Effects of Overwhelming Experience on Mind, Body, and Society*. New York: Guilford Press.

Vargiu, J. G. (1974) Subpersonalities. *Psychosynthesis Workbook*, 1(1), 9–46.

Wachtel, P. L. (1977) *Psychoanalysis and Behavior Therapy: Toward an Integration*. New York: Basic Books.
Wahl, B. (1999) Practising western therapies from a transpersonal perspective (and feeling okay about it). *Transpersonal Psychology Review*, 3(1), 14–20.
Wampold, B. E. (2001) *The Great Psychotherapy Debate*. Mahwah, NJ: Lawrence Erlbaum Associates, Inc.
Wampold, B. E., Mondin, G. W., Moody, M., Stich, F., Benson, K. and Hyun-nie Ahn (1997) A meta-analysis of outcome studies comparing bona fide psychotherapies. Empirically, all must have prizes. *Psychological Bulletin*, 123, 203–216.
Ware, P. (1983) Personality adaptations. *Transactional Analysis Journal*, 13(1), 11–19.
Watkins, C. E. (1990) The effects of counsellor self-disclosure: a research review. *Counselling Psychologist*, 18(3), 477–500.
Watts, A. (1979) *The Wisdom of Insecurity: A Message for an Age of Anxiety*. London: Rider.
Wheeler, G. (1991) *Gestalt Reconsidered: A New Approach to Contact and Resistance*. New York: Gardener Press.
Wheeler, M. A., Stuss, D. T. and Tulving, E. (1997) Toward a theory of episodic memory: the frontal lobes and autonoetic consciousness. *Psychological Bulletin*, 121, 331–354.
Whitmore, D. (2000) *Psychosynthesis Counselling in Action* (2nd edn). London: Sage.
Wilber, K. (1996) *The Atman Project: A Transpersonal View of Human Development* (2nd edn). Wheaton, IL: Theosophical Publishing House.
Wilber, K. (2006) *Integral Spirituality*. Boston and London: Integral Books.
Wilkins, W. (1979) Expectancies in therapy research: discriminating among heterogeneous nonspecifics. *Journal of Consulting Clinical Psychology*, 47, 837–845.
Williams, M., Teasdale, J., Segal, Z. and Kabat-Zinn, J. (2007) *The Mindful Way Through Depression: Freeing Yourself From Chronic Unhappiness*. New York: Guilford Press.
Willock, B. (2007) *Comparative-Integrative Psychoanalysis: A Relational Perspective for the Discipline's Second Century*. New York: Analytic Press.
Wilson, J. P. and Raphael, B. (eds) (1993) *The International Handbook of Traumatic Stress Syndromes*. New York: Plenum Press.
Wilson, M. (1993) DSM-III and the transformation of American psychiatry: a history. *American Journal of Psychiatry*, 150, 399–410.
Winnicott, C., Shepherd, R. and Davis, M. (eds) (1989) *Psychoanalytic Explorations*. London: Karnac.
Winnicott, D. W. (1956/2002) Clinical varieties of transference. In M. Khan (ed.) *D. W. Winnicott: Collected Papers: Through Paediatrics to Psychoanalysis*. London: Karnac.
Winnicott, D. W. (1963) Dependence in infant care, in child care, and in the psycho-analytic setting. *International Journal of Psycho-Analysis*, 44, 339–344.

Winnicott, D. W. (1964) *The Child, the Family, and the Outside World*. Harmondsworth: Penguin.
Winnicott, D. W. (1965/1990) *The Maturational Processes and the Facilitating Environment*. London: Karnac (first published by Hogarth Press, 1965).
Winnicott, D. W. (1965/2006) *The Family and Individual Development*. London: Routledge (first published by Tavistock Publications, 1965).
Winnicott, D. W. (1988) *Human Nature*. London: Free Association Books.
Winnicott, D. W. (1989a) Ideas and definitions 1950s. In C. Winnicott, R. Shepherd and M. Davis (eds) *Psychoanalytic Explorations*. London: Karnac.
Winnicott, D. W. (1989b) The use of an object and relating through identifications. In C. Winnicott, R. Shepherd and M. Davis (eds) *Psychoanalytic Explorations*. London: Karnac.
Wolf, E. (1988) *Treating the Self*. New York: Guilford Press.
Wolfe, B. E. (2001) A message to assimilative integrationists: it's time to become accommodative integrationists: a commentary. *Journal of Psychotherapy Integration*, 11(1), 123–133.
Wright, K. (1991) *Vision and Separation: Between Mother and Baby*. London: Free Association Press.
Yalom, I. D. (1980) *Existential Psychotherapy*. New York: Basic Books.
Yalom, I. D. (2001) *The Gift of Therapy: Reflections on Being a Therapist*. London: Piatkus.
Yelland, I. and Midence, K. (2007) The role of transference and counter-transference in the therapeutic relationship within CBT. *Clinical Psychology Forum*, November, 7–10.
Yontef, G. M. (1993) *Dialogue, Awareness and Process: Essays on Gestalt Therapy*. Gouldsboro, ME: Gestalt Journal Press.
Young, J. E., Klosko, J. S. and Weishaar, M. E. (2003) *Schema Therapy: A Practitioner's Guide*. New York: Guilford Press.
Zetzel, E. R. (1956) Current concepts of transference. *International Journal of Psychotherapy*, 37, 369–376.
Zinker, J. (1978) *Creative Process in Gestalt Therapy*. New York: Vintage Books.

专业名词英中文对照表

A

Adult Attachment Interview 成人依恋访谈
American Psychiatric Association 美国精神治疗联合会
Analytic third 第三主体
Arousal regulation 唤醒调节
Autobiographical memory 自传体记忆
Autonoetic consciousness 自我觉知（意识）
Autonomic nervous system 自主神经系统

B

British Object Relations School 英国客体关系学派

C

Cathartic techniques 宣泄技术
Cognitive behavioural therapy 认知行为疗法
Common factors 共同因子
Confrontation 面质
Corrective emotional experience 矫正性情绪体验
Counter-transferential response 反移情反应
Cross-modality 跨流派模式

D

Desensitization 脱敏
Dialectical-intrapsychic 辩证内心
Dialogical psychotherapy 对话心理治疗

Dialogical-interpersonal 人际对话

Dialectic behaviour therapy 辩证行为疗法

Dissociative Identity Disorder（DID） 解离性身份识别障碍

Dodo bird verdict 渡渡鸟效应、共赢效应

Duty of care 谨慎责任

E

Eclecticism 折衷主义

Ego-dystonic Homosexuality 自我失调性同性恋

Empathic attunement 共情协调

F

False self 虚假自体

H

Healing factors 疗效因子

I

Intersubjectivity 主体间性

I-Thou relationship 我－你关系

L

Locus of control 控制点

M

Mental retardation 精神（发育）迟滞

Mentalizing process 心智化过程

Mindfulness 正念

N

Narcissistic disturbance 自恋性紊乱

O

Oedipus complex 俄狄浦斯情结
Optimal functioning 至善功能
Outcome Research 实效研究

P

Parasympathetic nervous system 副交感神经系统
Personal construct theory 个体建构理论
Post-traumatic stress disorder 创伤后应激障碍
Projective identifications 投射性认同
Psychic equivalence 精神替代／精神等价
Psychodynamic therapy 心理动力疗法｜心理动力治疗

R

Racket system 扭曲系统
Redecison therapy 再决定疗法
Reflective-verbal domain 反思言语范畴
Regression 退行
Relational therapy 关系疗法｜关系治疗
Repetitive 重复性

S

Schoolism 流派主义
Script analysis 脚本分析

Secondary anxiety　继发性焦虑

Self disclosure　自我披露

Self psychology　自体心理学

Selfobject　自体客体

Self-reflexivity　自我反思性

Sexual deviation　性异常

Split sense of self　分裂自体

Sympathetic nervous system　交感神经系统

Symptom substitution　症状替代

T

The body self　身体自我

The Boston Change Process Study Group　波士顿变化过程研究小组

Therapeutic interaction　治疗互动

Therapeutic alliance / working alliance　治疗联盟

Therapeutic exchange　治疗交换

Therapeutic factors　治疗因子

Transactional analysis　交互分析疗法

Transference　移情

True self　真实自体

V

Vicarious introspection　替代性内省

Window of tolerance　耐受性窗口

Working hypothesis　理论假设

译后记

从心理治疗的历史来看，整合可以追溯到弗洛伊德以及他同时代的心理学家。回溯心理治疗历史中的不同流派，我们也可以从中看到流派间的交融。但是，目前国内整合疗法的相关书籍非常少，鲜有书籍对该疗法的整体框架和内容进行系统而深入的阐述。且与此疗法相关的概念中，存在很多争议，比如，心理治疗整合、综合心理治疗、整合疗法，以及心理治疗的折衷取向。欣然地接受本书翻译工作源于以下几个方面。首先，对于整合疗法的关注与探讨，是一个必然的发展阶段，这本书让我们对整合疗法有了清晰深入的认识；第二，对于心理学从业者来说，这本书籍是一种馈赠，敦促我们对于自己目前的咨询或治疗过程在一个清晰的框架下进行梳理和反思；第三，本书结构设置很人性化，以 100 个要点的方式呈现，可以作为案头工具书，也方便对每一要点进行回顾和反复思考。

阅读本书，我们可以了解整合疗法的行业现状、它的哲学和价值观、目前存在的对整合疗法的质疑、整合心理治疗的胜任力，以及整合疗法的框架。同样，对于整合的历史、概念、分类、基础也会有清晰的认识。更重要的是，这本书会让我们对关系的中心作用、自我发展的维度、整合心理治疗的概念化、治疗过程、治疗的技术和策略及行业道德都有深入的理解。整合疗法的核心是关注基于良好治疗关系的治愈效果，作者从关系的视角发展了整合的框架，旨在探索自我与自我的关系、自我与他人的关系、自我与情境的关系以及超个人领域的自我。

本书阐述了很多非常具有启发性的观点，在此与各位分享其中几个。第一，关于整合疗法与折衷主义的异同，书中进行了清晰的阐述。折衷主义关注一个特定的治疗干预情境中什么最为有效，而很少关注理论层面的整合。技术折衷可能会用到任何流派的方法，而并不尝试解释各个流派间的不一致。这就意味着在治疗过程中我们要仔细斟酌所使用的技术，避免由此而导致的治疗联盟的关系破裂。第二，正如作者所言，整合有着丰富的内涵，包括从整体的视角来看待个体，各种心理疗法的理论、概念和技术的整合，个人和职业的整合，以及研究和实践的整合。最后一种整合对于从业者来讲非常重要。这意味着除了借鉴新近研究来指导实践外，我们需要在目前已有基础上对研究和实践进行更深层的整合。第三，整合疗法鼓励实践个体保持持续的批判性分析，在自己的实践过程中完成最终整合，鼓励每一位实践者发展与自己的背景和来访者群体相关的哲学和独特的实践方式。

由于该书是阐述和探讨整合疗法，其涉及的流派之多不言而喻，翻译的难度较大。翻译团队付出了很多时间和心血，在此表示真诚的感谢！本书的翻译团队主要由我及中央财经大学心理系研究生组成：马敏翻译第 1 ~ 2 部分；吕浥尘翻译第 3 ~ 4 部分，余小霞翻译第 5 ~ 6 部分，陆燕妮翻译第 7 部分；杨之旭翻译第 8 部分。初稿完成后翻译团队成员互相校对，最后由我负责全书校对工作。另外，很多同行对此项工作也给予了高度支持，在此对訾非老师、赵然老师、苑媛老师、张红川老师、辛志勇老师表示诚挚谢意！同时也非常感谢赵玉欣编辑及其他出版社工作人员为本书出版所付出的努力！

最后，由于语言水平的局限性及翻译时间所限，书中难免出现疏漏，请各位专家和读者不吝指正，非常感谢！

马敏
2017 年 3 月 9 日于北京